中医升阳疗法

胡臻 ◉ 著

人民卫生出版社
·北京·

图书在版编目（CIP）数据

中医升阳疗法 / 胡臻著. — 北京：人民卫生出版社，2025.1

ISBN 978-7-117-29684-7

Ⅰ. ①中…　Ⅱ. ①胡…　Ⅲ. ①脾胃学说　Ⅳ. ①R256.3

中国版本图书馆 CIP 数据核字（2021）第 247780 号

中医升阳疗法

Zhongyi Shengyang Liaofa

著　　者： 胡　臻
出版发行： 人民卫生出版社（中继线 010-59780011）
地　　址： 北京市朝阳区潘家园南里 19 号
邮　　编： 100021
E - mail： pmph @ pmph.com
购书热线： 010-59787592　010-59787584　010-65264830
印　　刷： 三河市潮河印业有限公司
经　　销： 新华书店
开　　本： 850 × 1168　1/32　**印张：** 8.5
字　　数： 169 千字
版　　次： 2025 年 1 月第 1 版
印　　次： 2025 年 1 月第 1 次印刷
标准书号： ISBN 978-7-117-29684-9
定　　价： 42.00 元
打击盗版举报电话：010-59787491　E-mail：WQ @ pmph.com
质量问题联系电话：010-59787234　E-mail：zhiliang @ pmph.com
数字融合服务电话：4001118166　E-mail：zengzhi @ pmph.com

主编介绍

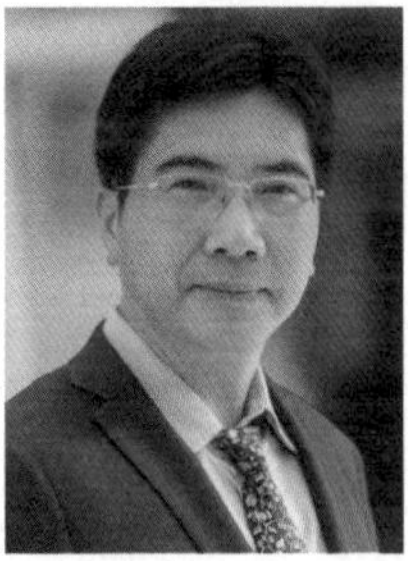

胡臻，男，教授、主任医师、硕士研究生导师，第七批全国老中医药专家学术经验继承工作指导老师，浙江省国医名师，浙江省名中医、温州市名中医，入选第一批“全国优秀中医临床人才”，曾任温州医科大学期刊社社长、温州医科大学国际教育学院院长、温州医科大学中医系主任、温州医科大学附属第二医院中医科主任、温州市中医院副院长等。1992 年受浙江省卫生厅选派赴巴西任巴拉那州卫生研究院客座教授。1996 年受卫生部和浙江省卫生厅委派，任中国援助纳米比亚医疗队首任队长。2007 年被中国国家汉语国际推广领导小组办公室（简称国家汉办）任命为泰国东方大学孔子学院中方院长。被评为温州市百佳文明市民、温州市劳动模范，入选温州市跨世纪学术和技术带头人（即温州市“551 人才工程”第一层次），2014 年荣获中国高等教育学会外国留学生教育管理分会“来华留学教育模范个人”称号。编撰出版的专著有 *Clinical Reasoning*

in Chinese Medicine、《中医气化理论与实践》《总统府里的中国医生》等14部，并在各级专业杂志中发表论文50余篇。所负责的课题“高等教育国际化背景下医学全英文教学体系的构建与实践”获浙江省第七届高等教育教学成果奖二等奖。从事中医临床工作近40年，擅长治疗老年病、慢性肾病、糖尿病以及眼科疾病等。

前言

中医升阳疗法是祖国医药学宝库中的一块瑰宝，其理论自成体系，并且一直指导着中医学临床实践。

中医升阳疗法的理论基础是气学理论。《素问·举痛论》指出：“余知百病生于气也。”气的升、降、出、入、聚、散、离、合等运动变化是维持人体生长、发育、衰老和死亡等各个生命过程的基础。可见，在中医学看来，气学作为一种原始生命理论的基本内容，一直贯穿着中医的理论创新与临床实践。中医升阳疗法的理论基础可上溯于《黄帝内经》，其治疗方法肇始于《伤寒论》，其体系创建于李东垣。本书正是在研究中医气学理论的基础上，结合了历代医家的学术成就，特别是李东垣的学说思想，探讨并总结了升阳疗法，以及升阳诸法在临床中的实际应用。

《中医升阳疗法》一书的具体内容分为上、下两篇。上篇主要为理论研究部分，重点介绍了升阳疗法的内涵、研究范畴、研究性质、起源，升阳疗法的气学理论基础、脏腑功能基础和病理基础，以及升阳疗法的用药特色、临床组方思路、配伍应用、证治规律探索等；下篇主要论述升阳疗法的临床应用，分析升阳疗法具体治法的主方、主证以及临证实践，富有启迪意义。

需要说明的一点是：为了更好地呈现古代文献的原貌，本书对于引用的古籍原文或者古代医案中一些旧的计量方法多保留原貌。为了便于现代临床应用，介绍各升阳疗法的代表方时，各代表方中的中药剂量多根据笔者多年临证应用经验给出现代应用剂量建议，具体应用时须结合临床实际。此外，各医案按语部分只对一些关键中药的作用做了解释，没有对所有药物做出详细的分析，这样做的目的在于突出笔者对处方中关键中药的应用和理解，便于读者迅速抓住重点。书中对于升阳风药性味归经的论述，是在综合古代医疗观点的基础上结合笔者多年临证经验而形成的，敬请广大读者注意。

开展对古老中医疗法的现代研究，是当前中医发展的一个必然趋势，将为探索中医自身发展道路提供有益的借鉴，将有助于当代中医临床工作者在继承前人经验的基础上进行开拓与创新，为当代中医的发展指明方向。可见，开展对升阳疗法的研究，其目的不仅仅在于从传统的文献中系统地分析升阳疗法的理论起源与发展历程，更为重要的是通过结合现代中医药发展的成果和临床实践，对升阳疗法及其理论基础做深入的探讨和挖掘，更好地服务于当代中医临床。

希望通过本书的出版，能较为全面地向读者展现中医升阳疗法的特色与临床疗效，为当代中医如何创新中医实践体系、实现从中医理论研究到临床实践的自我完善过程提供有益的借鉴，为促进中医学术的发展起到积极的推动作用。本书可作为中医临床工作者的案头书、中医药院校学生的学习指导用书，同时也希望其能成为广大中医爱好者的启蒙书。

本书在临床应用方面的资料主要采录自笔者日常诊治的患者，这些病案资料鲜活生动，真实地记录了临床辨治过程和治疗选方用药，不失为难得的第一手资料。在此我特别要感谢那些激发笔者临床灵感和思路的患者朋友们，正是由于你们的信任和参与赋予了本书更多的生机！

胡臻

2020 年 8 月

目录

上篇 | 升阳疗法的理论研究

下篇｜升阳疗法的临床应用

上篇

升阳疗法的理论研究

第一章 升阳疗法导论

第一节 升阳疗法的内涵

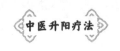

“升阳”是中医学中的一个特定术语，这里的“升”是指上升、升发，包括了向上运动的状态和过程，“阳”特指清阳之气，实际上是指处于运动状态中的清气，因为清气的运动主要表现为向上的过程，具有阳的属性，所以常被称为清阳之气，所以“升阳”意即升发清阳之气。在临床上，针对机体气机不升或气机下陷而引起的病证所采取的治疗方法统称为“升阳疗法”。换而言之，升阳疗法就是指通过调畅机体的气机运行，升发脏腑、经络的清阳之气，维持机体气化功能的正常运行，从而消除疾病的治疗方法。

升阳疗法研究的范畴广泛。从中医学基本理论来看，升阳疗法的理论基础是中医气化学说。通过调整机体气机升降的运动规律，来维持气机的正常运行，不仅是中医气化学说的核心，也是升阳疗法理论建立与临床实践的根本依据。所以说，升阳疗法的基础理论源于中医气化学说和气机升降理论。升阳疗法的临床应用涉及中医治疗学、方剂学、中药学以及临床各学科，但侧重点有所不同。例如，升阳疗法非常重视风药的运用。风药在方剂学中主要是指用于疏散风邪、解除表证的药物，其治疗的部位在表；而风药在升阳疗法中主要用于升提、发越机体的清气，被称为升阳风药，其治疗作用的部位在里，这与祛风解表药用于祛除表邪、解除表证的治疗有着根本的不同（表 1-1）。

表 1-1 祛风解表药与升阳风药的异同

分类	共同	不同		
		作用特点	作用部位	治疗疾病
祛风解表药	味辛，质地轻，具有升散的作用	疏散、祛除表邪	皮毛、肌腠	表证
升阳风药		升提、发越清气	五脏六腑	里证

在历代医家的著作里，涉及升阳疗法的内容较为丰富。笔者根据自己多年的临床实践，在分析中医气化学说的基础上，结合历代医家的学术成就，特别是李杲的学说思想，探讨并总结出升阳理论，以及升阳诸法的临床应用，系统地总结出中医升阳疗法。中医升阳疗法所研究的范畴广泛，内容丰富，涉及升阳疗法的概念、性质、方法和学术地位；升阳疗法的起源、体系建立、发展与创新；升阳疗法的气化理论基础和脏腑功能基础；气机失调的分类及其病理基础；升阳风药的基本概念、特性、作用和分类；升阳疗法的临床组方思路、配伍应用；升阳疗法的证治规律探索；升阳疗法具体方法的临床应用：把升阳疗法分解为不同的治疗方法加以具体论述，每一法有主方、主证以及古案赏析和临证治验部分，病案生动，富有启迪意义。

第二节 升阳疗法的研究性质与方法

升阳疗法是中医治疗疾病的一种独特方法，其理论自成体系，并指导着中医学的临床实践。中医升阳理论肇始于《黄帝内经》(简称《内经》)。书中阐述了关于机体气机升降失衡的理论，以及调畅气机和维持气机正常运行的原则和方法，为中医升阳理论的产生奠定了基石。张仲景在《伤寒论》中创立的六经辨证理论体系的选方用药方法和在《金匮要略》中治疗脾胃疾病或其他气化失常疾病的方剂为升阳疗法临证遣药组方的开端。张元素等医家的学术思想是升阳理论及其疗法形成的关键环节。

然而明确地将“升阳”作为一种治疗疾病的方法提出，始见于李杲所著的《内外伤辨惑论》《脾胃论》《兰室秘藏》等书。李杲集前贤的大成，形成了升阳疗法理论与治疗体系。李杲用升阳的方法治疗机体感受内外邪气，阳气郁遏，不能升腾的病理状态。如李杲指出：“病隐于经络间，阳不升则经不行”，应治以“升阳”。可见，升阳疗法对机体的作用是多方面的，但其核心在于推动了能“升发诸阳上升”的“气”。这里的“气”，即是指人体的元气，它与脾胃之气息息相关，是脏腑阴阳气化和气机升降运动的物质基础。李杲指出：“夫元气、谷气、荣气、清气、卫气、升发诸阳上升之气，此六者，皆饮食入胃，谷气上升，胃气之异名，其实一也”，说明了脾胃是元气生成的根本。人的“元气充足，皆由脾胃之气无所伤，而后能滋养元气”。反之，脾胃虚，则元气衰，至“升发诸阳上升之气”

无能，而百病由生。李杲提出治疗内伤疾病的关键在于维持“升发诸阳上升”之气的正常运行。他明确指出：“脾胃不足之源，乃阳气不足，阴气有余，当从六气不足，升降浮沉法，随证用药治之。”因此，升阳疗法的理论正是基于阴阳气化学说的基础之上。通过调整气机升降之性，维持气机的正常运行是升阳疗法之根本。

明清以后，后世医家对于升阳疗法均有所发展与创新。经过历代医家的不断丰富和发展，升阳疗法日趋完善。伤寒学派所讲的“斡旋枢机”，温病学派所讲的“透热转气”，以及“透散”法的广泛应用等，都体现了升阳疗法的具体应用。

笔者结合自己多年的临床实践，在全面总结李杲升阳理论学说的基础上，系统地分析《内经》《伤寒论》以及李杲的升阳理论，借鉴中医气化理论研究的最新观点以及临床科研成果，对升阳理论及升阳疗法进行了深入探讨，取得了一些成果。然而，对升阳疗法的研究仍在进行，但要考虑研究方法的科学性和可行性，就目前而言应从以下四方面着手：

1. 要开展对文献的整理　治学首先要求继承前人的学术成就。通过对前人书籍的研究，掌握中医升阳疗法的理论、治法规律、药物、方剂等，为我们今后的研究提供借鉴。

2. 要开展理论研究　在浩如烟海的古典医籍中，记载了历代医家大量的、极其珍贵的临证经验及其独到的理论见解。但要做到取其精华，去其糟粕也并非易事。限于目前的认知能力，使得许多问题在短时间内难以得出定论，尤其是当许多复杂的问题集结在一起，使我们很难做到去伪存真。因此，在研究中要注意及时总结，发展并创新现有的理论，形成更为完善的升阳理论体系。

3. 要进行大量的临床观察 中医学源于医疗实践，而且非常重视临床实践。李杲能对中医升阳疗法的理论与实践应用都有重大的发展，这主要与他将这种治疗方法不仅用于治疗广大患者，而且用于治疗自身疾病，通过自身直接体验去领悟疗法的得失有关。中医具有个体化诊疗的优势。在临床中，积累大量个案观察的资料是研究升阳疗法的重要方法。

4. 要开展实验研究 通过科学的实验室研究或临床医学试验，来进一步证实中医升阳疗法的科学性与优势，有助于推动中医升阳疗法的理论发展，并揭示中医体系自身所蕴含的科学规律，这对于中医自身的完善与发展都有着积极的意义。

中医升阳疗法这一古老而新兴疗法的提出，是当前中医发展的一个必然趋势。开展对中医升阳理论的研究，其目的不仅仅在于从文献上系统地分析《内经》《伤寒论》以及李杲的升阳理论，更为重要的是通过结合现代医学的发展成就，结合临床实践，对升阳理论及升阳疗法做深入的探讨。这将有助于我们在继承前人经验的基础上对中医学进行开拓与创新，丰富中医治疗方法，为把握当代中医发展的趋势，探索中医自身发展的道路提供有益的借鉴，具有较高的理论价值和临床价值。

第二章 升阳疗法的产生及发展历程

第一节 升阳疗法的起源

古人在讨论自然现象时，力图从宇宙万物纷纭复杂的表象背后寻找出一种物质，作为它们共同的本原，这就导致了宇宙本原学说的发展。在中国古代关于宇宙本原的讨论同样是丰富多彩的。春秋时期史伯认为木、火、土、金、水这五种物质是构成宇宙万物的基本元素，提出了五行本原说。所以在《国语·郑语》中记载："故先王以土与金、木、水、火杂以成百物。"

气作为哲学范畴的概念最早产生于西周。最早提出气是万物本原思想的著作是《管子》，认为宇宙万物皆"根天地之气"。《管子·枢言》中记载："有气则生，无气则死，生者以其气。"《管子·内业》进一步提出"精也者，气之精者也"，说明了精气是万物之气中的精微之气，确立了宇宙本原的"精气"说。在长达几千年的中医发展历程中，气作为一种原始生命理论的基点，一直贯穿于中医理论的始终。气的升、降、出、入、聚、散、离、合等运动变化是维持人体生、长、壮、老、已各个生命过程的基本要素。所以《素问·举痛论》曰："余知百病生于气也。"

在自然界中，气的不断运动变化，构成了世间万物的千变万化。气在运动过程中表现出明显的升发特性。《国语·周语》

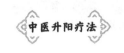

中记载了“土气震发”以及“阳气俱蒸”，描述论及气与农事、地震等关系。这里明确指出了“土气”的“震发”和“阳气”的“俱蒸”，均赋予气升发与蒸腾的特性，这也可以说是先民对自然界阳气升发的初始观察与概括。

《内经》虽然没有明确提出“升阳”一词，但对于升阳理论源于《内经》的说法应当不会有很大的争议。气只有通过有序的升、降、出、入等运动变化，才能维持机体正常的功能。《素问·六微旨大论》说：“气之升降，天地之更用也……天气下降，气流于地；地气上升，气腾于天。故高下相召，升降相因，而变作矣。”《素问·五运行大论》说：“上者右行，下者左行，左右周天，余而复会也。”这说明自然界的气就是循着一定的规律不断地运行的。通过长期观察这些自然现象，人们认识到大地与周围的大气共同居于天体之中，天地不停地循环变化，运动不息，产生万物的运动变化。《灵枢·脉度》说：“气之不得无行也，如水之流，如日月之行不休，故阴脉荣其脏，阳脉荣其腑，如环之无端，莫知其纪，终而复始。其流溢之气，内溉脏腑，外濡腠理。”这说明人与自然界的其他生物一样，其生命之气也是和天地之气一起运动变化着的。

《内经》在论述机体气机升降出入运动时，十分重视脾胃在气机运动中的重要作用，认为饮食进入人体后，经过胃的受纳、脾的运化，化生成为水谷精气。最后通过脾气的升清作用而输布到了全身。所以《素问·经脉别论》指出：“饮入于胃，游溢精气，上输于脾。脾气散精，上归于肺，通调水道，下输膀胱。水精四布，五经并行。”

在病理状况下，各种原因导致脾胃升降失常，会影响到气机的正常运行，导致清阳和浊阴在人体内的分布及代谢产生紊乱，出现痞满、腹胀、飧泄等病变。《素问·阴阳应象大论》曰：“清气在下，则生飧泄；浊气在上，则生䐜胀。此阴阳反作，病之逆从也。”清气就是指水谷精微之气，又称为清阳之气，浊阴就是指水谷消化后所产生的糟粕。清阳主升，浊阴主降，若清阳该升而不升反而在下，即可出现飧泄等疾病。浊阴当降不降反而在上，即可出现痞满、腹胀等病症。所以人体的清阳和浊阴要处于有序的输布和运动状态。“故清阳出上窍，浊阴出下窍；清阳发腠理，浊阴走五脏；清阳实四肢，浊阴归六腑。”如果脾胃受损，阳气下陷，浊阴上逆，升降失调，清浊不分就会发病。如《素问·调经论》指出：“有所劳倦，形气衰少，谷气不盛，上焦不行，下脘不通。胃气热，热气熏胸中。”所以《素问·五常政大论》曰：“阴精所奉其人寿；阳精所降其人夭。”说明了脾胃既和，精微清气上升，阴精所奉，其人长寿；脾胃不和，谷气下流，阳精所降，其人夭折。

在治疗上，针对气机运行失常，《素问·至真要大论》提出了“疏气令调，则其道也”的治疗原则。《内经》同时也提出了一系列治疗气机运行失常的具体方法。《素问·至真要大论》指出：“寒者热之，热者寒之，微者逆之，甚者从之，坚者削之，客者除之，劳者温之，结者散之，留者攻之，燥者濡之，急者缓之，散者收之，损者温之，逸者行之，惊者平之，上之下之，摩之浴之，薄之劫之，开之发之，适事为故。”分析这些治法，不难看出其中如“上之”“散之”“开之”“发之”“行之”等法都蕴含有升法之义。《内经》关于脾胃的阐发及论述，以及“下者举之”和“不足补之”的治疗原则，为后世发展益气升阳理论奠定了基石，也启迪了补中益气、升阳举陷治疗方法的开展。

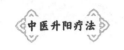

东汉张仲景在继承《内经》气机理论的基础上，将升法具体运用到了临床实践，并创立了一系列调畅气机的方剂。在其所著的《伤寒论》中，探求了六经的气化疗法，运用了包括麻黄、柴胡、葛根、升麻等诸多风药。这些药物不仅用于祛除表邪，解除表证，也用于机体气机运行失常，引起脏腑经络的各种病症。如《伤寒论·辨厥阴病脉证并治》指出：“伤寒六七日，大下后，寸脉沉而迟，手足厥逆，下部脉不至，咽喉不利，唾脓血，泄利不止者，为难治，麻黄升麻汤主之。”方中用麻黄、升麻来促进阳气的升发、脾的升清，起到升阳调下、清热滋阴的作用。

根据“四季脾旺不受邪”的论点，张仲景在《金匮要略·脏腑经络先后病脉证》中提出“见肝之病，知肝传脾，当先实脾”的理论，在治疗上非常重视脾胃功能的调护，创立了一系列调理脾胃的方剂。如半夏泻心汤及其类方，通过苦味与辛味的相互配伍，创立了“辛开苦降”法。建中汤三方用桂枝的辛温升散，配合甘温之品，以温扶脾阳，建立中气。在小柴胡汤中用柴胡、生姜等风药与党参等补中益气药的配伍，用以疏解少阳枢机。张仲景的这些治疗方法与方剂为后世升阳疗法的发展开创了先河。梁代陶弘景指出："升阳之方，以黄芪为主"，发展了健脾升阳的理论。

唐代孙思邈继承和发展了《内经》《伤寒论》用升阳疗法治疗脾胃病的思想，进一步拓展了升阳疗法的应用范畴，他在《备急千金要方》中将脾病分为脾实热、脾胃俱实、脾虚冷、脾胃俱虚、脾劳、肉极、秘涩（便秘）、热痢等类别，将胃腑病分为胃实热、胃虚冷、呕吐哕逆、反胃、喉咙论、噎塞、胀满、痼冷积热等类别，且皆列有相应的治疗方剂，治疗上注重益气温运，调畅气机（表 2-1）。

历代许多医家对升阳风药都有不同的运用与实践创新，总结出诸多有效的名方，扩大了升阳疗法的应用范围（表 2-1）。

表 2-1　历代升阳风药的应用表

医家或著作	方名	升阳风药
孙思邈	小续命汤	麻黄、防风
《外台秘要》	石膏汤	麻黄、香豉
《太平惠民和剂局方》	人参败毒散	羌活、独活、柴胡、前胡
钱乙	泻黄散	藿香、防风
	泻青丸	羌活、防风
张元素	九味羌活汤	羌活、防风、细辛、川芷
	枳术丸	荷叶
刘完素	防风通圣丸	荆芥、防风、麻黄、薄荷

续表

医家或著作	方名	升阳风药
李杲	补中益气汤	升麻、柴胡
朱震亨	痛泻要方	防风
罗天益	顺气和中汤	升麻、柴胡、细辛、蔓荆子
张景岳	举元煎	升麻
喻昌	清燥救肺汤	桑叶
《医方类聚》	玉屏风散	防风
《傅青主女科》	完带汤	荆芥穗、柴胡
王清任	血府逐瘀汤	柴胡
杨璿(号栗山)	升降散	蝉蜕、僵蚕
张锡纯	升陷汤	柴胡、升麻

第二节 升阳疗法的体系建立

金元时期是我国历史上的一个特定时期，南北交往的增多带来了焕然一新的学术局面，中医理论研究与临床都发展进入了新的阶段。中医学的发展出现一个多学派相互交流与争鸣的空前繁荣局面。

张元素在继承《内经》《难经》《中藏经》相关脏腑辨证医学理论的基础上，建立了独特的脏腑辨证体系。在《医学启源》中，张元素提出了调理机体气机升降出入的用药理论。他在《医学启源·药类法象》中具体探讨了药物的气味、阴阳、厚薄、升降浮沉和药物归经的理论，指出了药物的“升降”性能，强调：“药有气味厚薄，升降浮沉，补泻主治之法，各各不同。”他发挥了《内经》关于药物气味厚薄、寒热升降的理论，将药物性能依据五运六气学说分析总结为“风升生”“热浮长”“湿化成”“燥降收”“寒沉藏”五类。其中，“风升生”类中收载了味薄气轻、具有发散上升作用的防风、麻黄、荆芥、升麻、羌活、细辛、柴胡、独活、川芎、葛根等药物20味，对升阳风药的归类做出了明确的界定。

张元素的弟子李杲家资“富厚”，潜心研究医学理论。李杲对张元素慕名已久，不惜远离家乡，挟千金拜师。经过数年的刻苦学习，李杲终于“尽得其法”，深得其传，特别是继承了老师张元素关于药物气味、阴阳、厚薄、升降浮沉和药物归经之说，并加以发扬。他把这些具有升发春夏之气，行春升、夏长之令的药物统称为风药。李杲在升阳疗法的理论研究与临床实践方面都取得了重大的突破，为升阳风药的应用拓展了空间。

李杲升阳理论的核心是脾胃气化理论，他在《内经》“有胃气则生，无胃气则死”观点的基础上，提出“内伤脾胃，百病由生”的观点。李杲十分强调胃气在保持机体健康中的作用。他认为脾胃属土居中，是人体气机升降的枢纽，与其他四脏关系密切，各脏器的劳损内伤，气机运行紊乱，都会伤及脾胃。反之，各脏器的疾病也都可以通过脾胃来调和濡养、协调解决。

《内经》较早地提出了“中气”的概念。《灵枢·口问》谓“中气不足，溲便为之变”，指出中气不足可出现二便异常等症状。在《内经》理论的启发下，李杲经过不断的医疗实践，认

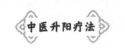

为脾胃虚弱，会导致中气下陷，所以治疗中气下陷证，应当在重视补益脾胃的基础上，升举阳气，指出“大抵脾胃虚弱，阳气不能生长”，“当升，当浮，使生长之气旺”，他认为脾阳之升需有少阳春生之气的带动，如果少阳春生之气不行，则清阳不升，而致“飧泻、肠澼不一而起矣”。针对脾胃虚弱、清阳不升的病变，李杲建立了完整的升阳疗法理论体系，他认为在补益脾胃中气的基础上，应当配伍升发少阳春生之气和脾胃清气的风药，并以此为基础进行加减，在临床上创立不少以补中升阳为主的方剂，如补脾胃泻阴火升阳汤、升阳除湿防风汤、补中益气汤、升阳散火汤等，并积累了宝贵而丰富的临床实践经验。凡经李杲诊治的患者，哪怕是疑难杂症，也能多获奇效。

据《中国医籍考》记载，李杲曾治疗一患者，于二月间患伤寒病发热，某医生误用白虎汤治疗，服了几剂汤药之后，患者面黑如墨，伤寒发热之本证不见了，脉却变得沉细，并出现小便失禁。李杲开始并不知道患者已用过什么药，等到他诊完病之后指出：“这是立夏前误用了白虎汤导致的。白虎汤大寒，非行经之药，只能寒脏腑，用药不对症，则会导致伤寒病邪隐现于经络之间。若此时为了针对阴邪而改用大热的药来救治患者，则必然会导致其他病证产生。所以，要救治这位误用白虎汤的伤寒发热患者，我用升阳行经的温药来治疗。”当时，有人对李杲的治法提出质疑，他解释说：“患者的病邪隐现于经络之间，是由于阳气不升、经气不通所致，此时用升阳通经气的温药来治疗，经行之后自然本证就会出现，而治疗这位患者伤寒发热之本证并非难事。”结果正如李杲所言，患者经过他救治之后而病愈。

作为治疗内伤杂病的大家，李杲在《内经》基础上不仅将“发”法用之于“火郁”，而且将具有“发越”作用的风升药物用以治疗内伤诸多病证。如李杲用葛花解酲汤治疗饮酒内伤，指出：酒伤人，“止当发散，汗出则愈矣”。李杲给风药赋予了特殊的功能，他明确指出：“味之薄者，诸风药是也，此助春夏之升浮者也。”后人喻昌创用逆流挽舟法，用人参败毒散治疗痢疾，一破忌汗之成规，正是在借鉴李杲之经验的基础上发展而来的。

升阳疗法的创立反映了时代的特点，也体现了李杲对于《内经》等著作细致研读的独特理论成果。其《脾胃论》等一系列著作对后世医家的气化理论和以升降脾胃气机为主的治疗方法有着重要的影响，起到了积极的指导作用。李杲终因创立了新论，成为一代医学宗师。其完善的学术思想体系，对后世医家产生了很大的启发作用。

自东垣之升阳学说问世后，众多医者师其法，采用益气升阳的方法治疗疾病，呈现了遵本又革新的景象。

朱震亨对李杲的理论有着深入的研究，他在《丹溪心法》一书中就了记载十余首益气升阳的方剂。他认为“阳有余，阴不足”，主张固护阴精，不可妄耗，对升法进行了补充。他根据《素问·阴阳应象大论》中所言之“地气（阴）上为云，天气（阳）下为雨”，为阴升阳降指出了立论基础。他认为：“气为阳宜降，血为阴宜升，一升一降，无有偏胜，是谓平人。”在《格致余论·阳有余阴不足论》中，朱震亨指出：“人受天地之气以生，天之阳气为气，地之阴气为血，故气常有余，血常不足。”既然阳常有余，阴常不足，所以“气为阳宜降，血为阴宜升”，这样才能达到“阴平阳秘”而身无所病。

朱震亨还结合心肾的功能提出了水火升降理论。他在《格致余论·房中补益论》中指出：“人之有生，心为火居上，肾为水居下，水能升而火能降，一升一降，无有穷已，故生意存焉。”他认为“水之体静，火之体动，动易而静难”，所以阴液难补而相火易动，相火动而妄行，更易于耗伤肾阴，故提出了滋养肾水以降心火，最后达到水火交融。

罗天益师从李杲，他在全面继承李杲益气升阳理论的基础上，将健脾、益气、升阳的学术思想进一步发展。他指出：“当少阳用事，万物向荣生发之时，惟当先养脾胃之气，助阳退阴，应乎天道以使之平”，认为人与自然界关系非常密切，强调了脾气升发的重要性，认为只有培养脾胃生发之气，才能维持人体健康。在治疗疾病方面，他继承了李杲益气升阳方为主的治法，并在此基础之上加以演变，将其益气升阳法有关的病机以及证候予以推广和引申，化裁创制新方，扩大了东垣益气升阳法的治疗范畴。例如，他将补中益气汤加入细辛、川芎、蔓荆子之后名之为顺气和中汤，用于治疗气虚头痛，汗后痛甚，不能安卧，恶风寒，气短促等；在调中益气汤的基础上，创制参术调中汤，用于治疗中气不调、升降失调导致的气机阻滞之证。

第三节 升阳疗法的发展与创新

明清时期温病学派的创立是中医发展史上又一个重要的里程碑，中医学在理论研究与临床实践方面都取得前所未有的长足进步。值得关注的是，在这一时期中医脾胃气机理论再度引起许多医家的重视并对其展开了深入的研究，进一步丰富和发展了升阳疗法的理论基础和临床应用，为升阳疗法的理论研究和实践创新做出了新的贡献。

明代临床大家薛己，年幼时继承家学，师从其父学医，有很高的学术造诣。其学术的中心思想是以人的脾胃、命门为核心，强调真阴、真阳不足是导致机体发病的关键。薛己认为“人以脾胃为本”，这一观点与李东垣之说一脉相承。他提出“人得土以养百骸，身失土以枯四肢”。他重视脾气下陷的病机，如其举例脾气下陷、湿热下迫，可致血崩之理。其论治头面部疾患时，指出：“脾胃发生之气不能上升，邪害空窍，故不利而不闻香臭者，宜养脾胃，使阳气上行则鼻通矣”，强调脾气升阳的作用。

薛己临证治病承李东垣之法，治脾常用补中益气汤，用药重视甘温之品，慎用知母、黄柏等苦寒峻剂，以免克伐脾胃。

明代医家张景岳重视先天、后天的相互作用。他指出：“谷气即胃气，胃气即元气也。”他认为脾胃之气即元气，脾胃之气旺盛则元气充足。该理论与李东垣之脾胃元气论一脉相承。

在《景岳全书·杂证谟·淋浊门》中，他指出："膏淋……有淋久不止，及痛涩皆去，而膏液不已，淋如白浊者，此惟中气下陷，及命门不固之证也"，不仅正式提出了"中气下陷"的名称，而且指出了中气下陷在膏淋发病过程中的重要作用。

张景岳非常强调先天与后天相互滋生、相互影响的关系，指出"其在后天，必本先天为主持；在先天，必赖后天为滋养"，提出了升阳不忘养阴的观点，在调治脾胃虚弱时，需兼顾脾胃的阴阳和谐，在益气升阳中要兼顾养阴。他重视阴阳二气的协调，彼此不能偏胜，形成了阳中求阴、阴中求阳、精中生气、气中生精的学术观点。为此，他创制了补阴益气煎，该方是由补中益气汤去黄芪、白术，重用熟地、山药而成，变益气升阳为补阴益气而升阳。

在这一时期，升阳疗法的临床应用也得到了进一步的拓展。明代医家武之望，集古代医家学说之大成，著有《济阴纲目》。该书广征博引，分门别类，以病为纲，论证必悉其源，治方必尽其变。他认为李东垣的"脾胃论"为"医中之道"，倡导治疗脾胃病要根据阴阳气血的变化而展开，反对"治脾胃者，不分阴阳气血"而滥用"辛温燥热，助火消阴之剂"。他主张在治疗脾胃内伤疾病时，要注意处理好升阳益气和补益阴血的关系。指出："而为中气不足之证，又当从东垣治内伤法，必用升补气血之剂以调之和之，温之养之"，进一步拓展了张景岳阳中求阴、阴中求阳的理论。

明代秦景明在《症因脉治》中将补中益气汤应用于内伤遗

尿、内伤齿痛、内伤肩背痛、气虚咳嗽、眩晕、短气、腹胀、虚烦不得卧、胞痹、痢疾、腹痛等十余种疾病的治疗。医家周之干、缪希雍、胡慎柔等宗东垣益气升阳之法的同时，主张顾护脾阴。

清代吴谦等人编撰的《医宗金鉴》对升阳疗法的理论研究和临床推广起到了积极的作用，书中记载了升阳疗法及其方药的广泛应用，涉及内、外、妇、儿各科病证。例如，升阳散火汤用于治疗外科颊疡病证，清暑益气汤用于治疗儿科暑厥，补中益气汤、升阳除湿汤用于治疗妇科崩漏等。

温病大家叶桂在内伤杂病的辨治方面同样深受东垣学说的影响，对李东垣的脾胃内伤理论推崇备至。他在《临证指南医案》中也特别强调脾气下陷在发病过程中的重要意义，指出："脾胃之病，虚实寒热，宜燥宜润，固当详辨。其于升降二字，尤为紧要。"

叶桂在继承东垣益气升阳理论的同时认为脾胃功能各有特点，不可混淆。他在《临证指南医案》指出："太阴湿土，得阳始运，阳明燥土，得阴自安"，提出脾胃体用各异的理论，主张在治疗上要分别对待，脾胃分治。他强调治脾之药不能笼统治胃，认为升麻、柴胡等升阳之药温燥，胃阴素虚者不可轻投，创立了胃阴辨治的体系，补充和发展了东垣脾胃学说，扩展了东垣学说的临证运用范围，拓展了升阳治法和方药的运用等，为升阳理论和临床应用的发展和完善做出了贡献。

近代中医大家张锡纯著有《医学衷中参西录》。在理论方面，他在继承东垣元气理论的基础上，发展了胸中大气学说，系统地论述了胸中大气下陷的病因、证候及治疗。在病因方面，张锡纯认为："其证多得之力小任重，或枵腹力作，或病后气力未复勤于动作，或因泄泻日久，或服破气药太过，或气分虚极自下陷。种种病因不同。"在临床证候表现方面，他指出："气短不足以息，或努力呼吸，有似乎喘，或气息将停，危在顷刻。其兼证，或寒热往来，或咽干作渴，或满闷怔忡，或神昏健忘，种种病状，诚难悉数。其脉象沉迟微弱，关前尤甚。其剧者，或六脉不全，或参伍不调。"在治疗方面，张锡纯提倡升举胸中阳气之法，在补中益气汤的基础上创制了升清举陷的系列类方，创升陷汤治疗胸中大气下陷。

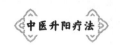

"升陷汤，以黄芪为主者，因黄芪既善补气，又善升气。惟其性稍热，故以知母之凉润者济之。柴胡为少阳之药，能引大气之陷者自左上升。升麻为阳明之药，能引大气之陷者自右上升。桔梗为药中之舟楫，能载诸药之力上达胸中，故用之为向导也。至其气分虚极者，酌加人参，所以培气之本也。或更加萸肉，所以防气之涣也。至若少腹下坠或更作疼，其人之大气直陷至九渊，必需升麻之大力者以升提之，故又加升麻五分或倍作二钱也。方中之用意如此，至随时活泼加减，尤在临证者之善变通耳。"

纵观升阳疗法的发展过程，其理论基础肇始于《内经》，在张仲景六经辨证学说的基础上得以进一步发展，但其完整理论与实践体系的建立归功于李东垣。李东垣倡导升阳疗法，其著作《脾胃论》对后世关于脾胃病及以通过调理脾胃气机运动为主的治疗方法有着深远的影响。在历代医家的不断补充与发展下，升阳疗法的理论与证治体系得到进一步完善。

第三章 升阳疗法的基本原理

第一节 升阳疗法的气学理论基础

升阳疗法是中医学中一种独特的治疗方法，其产生与发展是伴随着中医气学理论体系的日渐成熟而逐步发展的。气作为一种原始的生命理论的基本内核，一直贯穿着中医理论的始终并指导着中医临床实践。气的聚、散、离、合和升、降、出、入等运动变化，是维持人体生长、发育、衰老和死亡各个生命过程的基本要素。正如庄子所言："人之生，气之聚也，聚则为生，散则为死。"所谓气者，人之生，气聚成形，聚则为生，散则为死，气散形毁，气归自然。从中医发病学的角度来看，人体的疾病正是来自不正常的气化作用的结果。所以，《素问·举痛论》曰："余知百病生于气也。"

所以，了解气及其运动规律和变化过程，对于探讨机体生命现象及其活动规律有着十分重要的意义。气化流行，生生不息。升阳疗法的理论基础是中医气化学说。通过调整机体气机升降的运动规律，来维持气机的正常运行，这不仅是中医气化学说的核心思想，也是升阳疗法理论建立与临床实践的根本依据。

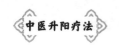

一、气机的基本概念与表现形式

（一）气机的基本概念

气机一词的出现，始见于宋代的《圣济总录·治法·导引》，其指出："盖斡旋气机，周流荣卫，宣摇百关，疏通凝滞，然后气运而神和。"在这里可以看出所谓的气机主要指气的运动过程。为了维持机体正常的生理功能，机体的气要进行一系列的运动变化。气的这些运动变化的过程，就称之为气机。气在人体内不断地进行着有序的运动是维持生命活动的重要保证。气的这种有序运动一旦紊乱或停止，生命活动就会出现异常病理变化，甚至生命终止。

（二）气机的表现形式

《素问·六微旨大论》说："是以升降出入，无器不有。故器者生化之宇，器散则分之，生化息矣。"说明任何事物都不能没有内在的活动，也不能脱离周围事物而孤立地存在。升、降、出、入的运动变化，是任何事物都具有的内在规律；而升、降、出、入的运动形式，也只能在物质基础上表现出来。《素问·六微旨大论》说："故无不出入，无不升降。化有小大，期有近远，四者之有，而贵常守。"这就是说，升降出入是物质运动的普遍现象，但在普遍的运动现象中，各个物质又有它不同的情况，在空间方面范围有大小，在时间方面期限有长短。古人把气的运动方式归纳为升、降、出、入四种基本形式。阴阳、脏腑、经脉、营卫之气等皆存在着升降出入。

气升，指气机由低处向高处运动的趋势或过程。运动特征表现为向上、升浮。如肺气的宣发、脾气的升清、肾水的上济、肝胆的升发功能。气降，是指气机由高处向低处运动的趋势或过程。运动特征表现为向下、沉降。如肺气的肃降、心火下交于肾、胃气的下降。气机的升降是气机上下运动的两种基本表现形式。只有通过气机有序地升、降运动变化，才能维持机体上下的协调平衡。如《素问·六微旨大论》说："气之升降，天地之更用也……天气下降，气流于地；地气上升，气腾于天。故高下相召，升降相因，而变作矣。"

气出，是指气机由里向外运动的趋势或过程。运动特征表现为向外、发散。如肺气的宣发、肝胆的疏泄条达。气入是指气机由外向内运动的趋势或过程。运动特征表现为向内、收敛。如肾气的潜藏、肝脏的藏血、脾气的统摄、肺卫的固表等作用。气机的出入是气机内外运动两种基本的表现形式。只有通过气机有序地出入运动变化，才能维持机体内外的协调平衡。

所以清代的周学海在《读医随笔》中指出："分言之，为出入，为升降。合言之，总不外乎一气而已矣。"

二、气机的生理基础

（一）气机条畅

气是万物的本原，其运动变化无所不在，是导致万物变化的根本。人体作为生命活动的有机体，其功能活动的表现更是反映了气机运动的全过程。气的升降出入正常，则机体的功能活动正常，称为气机条畅。宋代的《圣济总录》指出："盖斡旋气机，周流荣卫，宣摇百关，疏通凝滞，然后气运而神和。内外调畅，升降无碍，耳目聪明，身体轻强，老者复壮，壮者益治。"指出了机体的气要进行一系列的运动变化，达到"内外调畅""升降无碍""气运神和"从而维持了机体的健康。

就机体而言，气机的"升降出入"变化主要表现在体内外的气机转化过程和体内脏器的气机转化过程。《内经》指出："人以天地之气生，四时之法成"，所以人与自然界的气机交换，每时每刻都在进行。机体吸入天之清气，吐出浊气，是通过肺和皮毛来实施的。只有肺和皮毛的呼吸开合不断进行，才能吸入天之清气，呼出体内之浊气。对于地气的吸入，主要是通过摄取饮食水谷，经口入胃，经脾之运化、转输而化成精气输布全身。其浊气则通过膀胱或大肠随大小便排出体外。故《内经》指出："天地之精气，其大数常出三入一，故谷不入，半日则气衰，一日则气少矣。"

从机体内部来看，各脏腑都要通过气机的升降出入，才能完成其正常的生理功能。要维持机体各个生理过程都能正常进行，还有赖于各脏器以及脏器与脏器之间气机运动的协调。叶桂在《临证指南医案》中指出："人身左升属肝，右降属肺，当两和气血，使升降得宜。"所以，肺气的宣发和肃降，肝气的升发与疏泄，脾气的升清与胃气的降浊，心火的下降与肾水的上济等，无不依赖于气机升降出入的协调来完成，从而使气机的作用得以顺利发挥，维持了人体脏腑功能及相互之间的联系，以及水谷的受纳、精微的化生、糟粕的排泄等人体正常的生命活动。

（二）气机与气化

“气化”是指由气的运动而产生的各种生命活动现象。所谓“化”是指自然界中各种物性、物化现象，在《素问·天元纪大论》中释为“物生谓之化”“在地为化，化生五味”等。

理学家王夫之在其《张子正蒙注》中论曰：“气化者，气之化也……一阴一阳，动静之机，品汇之节具焉。”道出了气化之关键在于“阴阳之化”。所谓“阴阳之化”，即是指在气化过程中表现出的属性完全对立的两种反应过程，即“阴静而凝，故成形”的“阴化”过程和“阳动而散，故化气”的“阳化”过程。《素问·天元纪大论》也说：“在天为气，在地成形，形气相感而化生万物矣。”说明没有气的运动，也就不可能发生变化，这种运动是有一定规律的。

气的升、降、出、入运动变化过程，是导致机体阴阳变化的关键，这是一个由量变到质变的过程。故《素问·气交变大论》说：“善言气者，必彰于物。”《素问·六微旨大论》说：“夫物之生从于化，物之极由乎变。”

气化过程是有序的，是按照一定的规律逐渐变化的过程，是一个由量变到质变的过程。张载在《正蒙》中指出：“气有阴阳，推行有渐为化。”正如李杲指出：“履端于始，序则不愆，升已而降，降已而升，如环无端，运化万物，其实一气也。”同时，气机的运行过程是如环无端的永不止息过程，维持了机体正常的气化。朱熹说：“气之运而言之，则消息盈虚之变，如循环之无端而不可穷也。”并且是永不间断的有序过程，所以说：“气化流行，未尝间断。”气化的有序过程并非维持一个恒定的过程，时常存在着变化与差异，这也正好说明了同样的气化，为什么会产生特质不同的事物与现象的变化。宋应星在《论气》中指出：“有形之物，有化速与化迟者，何也？曰：化，视其生也，化之速者，其生必速，生之迟者，其化亦迟也。”

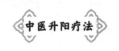

第二节　升阳疗法的脏腑功能基础

《素问·六微旨大论》云：“出入废则神机化灭，升降息则气立孤危。”即指气的升降出入等各种运动变化是生命活动的内在动力，凡有生命即有气化，更应看到自然与人的气化关系与人体健康密切相关，气化是天人相应的内在依据，人的出生是自然气化作用的结果，人的生长、发育、衰老等整个过程也受制于自然气化状态。泛而言之，整个自然界也是处在一个不断气化的运动变化之中，生命的产生不能脱离于自然界的气化作用。

气机理论贯穿了藏象系统的各个层面，气化规律是藏象体系构建的内在基础，在气化观的基础上，构建了藏象体系。从具体的脏腑生理病理来看，气化作用与脏腑的生理功能和病理变化密切相关，生理功能都是正常气化的一种表达，有其特定的表达途径和表达方式以及发生部位，通过气机作用维持各子系统相互之间的生理功能谐调。反之气化失常而致脏腑功能异常，各子系统间也因气机失衡而导致病理变化出现。

一、心对气机运动的影响

心位居胸中，具有主血脉和藏神的功能。心主血脉，反映了气机活动向上、向外推动的特性。心藏神的功能，反映了气机活动的内敛与收藏特性。在生理情况下，心气推动有力，维持了血液输注于全身各个部分，发挥着营养和滋润的作用，机体的五脏、六腑、四肢、百骸得到血液的涵养，功能得以正常地发挥，生命活动有序而协调地开展。心气运动，还能振奋心神，使心神能通达于外，精神饱满，思维敏捷；同时随着心气温煦蒸腾，津液气化为汗，排出体外。

从气机角度来看，心气通达，升降有序，气血津精的畅通无阻，使心火下降于肾，以温润肾水，助肾水的上腾濡养，心肾得以相交，从而维持了心肾间功能的平衡。心气条达，血运通畅，肝有所藏，调节血量，又有助于心血的运行。

在病理情况下，心气升降失常，推动无力，则血液运行不畅，出现气虚无力，进而导致血瘀，表现出气血瘀滞，进而发为心脉痹阻证。临床上以面色黯滞或晦暗，心前区憋闷疼痛，甚至剧烈刺痛，舌质紫黯，脉象结代或涩等为特点。若心气失于温煦、心气不得发散通达，可见畏寒肢冷等证。正如《灵枢·天年》所云："血气虚，脉不通。"

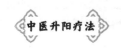

总之，心的气机升降出入有序，是心完成其功能活动的基础，是心与其他脏腑协调的必要条件。

二、肺对气机运动的影响

肺居胸中，有“华盖”之称。《素问·灵兰秘典论》云：“肺者，相傅之官，治节出焉。”所谓治节，就是指治理与调节的作用，所以肺主治节的核心内容是治理与调节呼吸运动及全身气血津液运行与输布，从而起到调节和控制五脏六腑、形体官窍、经络百骸的功能活动，达到机体功能的协调。

从气机角度来看，肺气以升和降运动为其基本形式。肺气升降协调乃是肺完成功能活动的必要条件。肺气的升就是指肺的宣发，宣发是指肺气向上、向外的升散运动。肺的宣发作用主要体现在四个方面：一是宣发卫气，以温养皮肤，调节腠理开阖，控制汗液的排泄；二是宣发水谷精微，通过肺气向上、向外的扩散运动，将由脾转输至肺的水谷精微布散于全身；三是宣发浊气，通过肺气的宣发，呼出体内的浊气，为呼入清气创造条件；四是助心行血，通过肺气向外运动，将汇聚于肺的血液，经清浊之气交换后输布全身。肺气的降就是指肺的肃降，肃降是肺气向下、向内的运动。肺的肃降作用主要体现在三个方面：一是肺能吸入自然界之清气，生成宗气，并向下、向内布散脾所转输的水谷精微；二是通过肺气向内的运动，使周身的血液都通过百脉流经于肺，以司清浊之交换；三是肺肃降浊液，通调水道，使水液下达于肾和膀胱，生成尿液而排出体外。

在病理情况下，肺的气机运行失常，若肺失于宣降，则气阻津聚，甚则血瘀不行。导致肺气不通的机理主要有二：一是肺气阳化不及，推动无力，宣降失司，致使气机升降出入的运动失常，气流壅塞不通，影响到气化的功能，导致水津不布，凝聚成痰为饮；二是感受外邪，邪郁肌肤，肺系气机被遏，气道不通，宣降失常，水津不布，气滞津停或气滞血瘀，以致肺主气、司呼吸、调水道、朝百脉的功能障碍。

肺失通达常可影响他脏的气机运动。如果肺失清肃则燥热内生，肺燥可以及肝，致肝的疏机不利，见头晕、面红等症。若肺郁脾滞，水湿内生，脾阳不运而致腹胀痞满等症；若水道不利，累及于肾，肾失气化，常致水肿、小便不利，甚至癃闭。反之阴化不及，肺津与肾水不能上下通达互济，而致肺肾津液亏虚。所以，治肺病虽有多法，其目的在于通达气机，司其宣降。

可见肺气通达，宣降调畅，是肺能施行功能的根本。肺气的宣发与肃降的运动，在机体气机中起着重要作用。

三、脾胃对气机运动的影响

脾居膈下，其主要功能为主运化，其气机运行的特征是升发。胃亦居于膈下，主受纳、腐熟水谷，主通降，以降为和。李杲认为，脾胃居于中焦，是气机升降运动的枢纽，人体的气机运动，依赖于脾胃斡旋，脾气升则浮，胃气降则沉，脾胃作为气机升降浮沉的中枢，可激发并调节其运动的状态。

从气机角度来看，机体的升发之气，无不因脾胃而生，正是因为脾胃清阳之气的不断上升，才维持了机体正常的生理功能。脾胃一方面将水谷之精气灌溉其他脏腑，滋养全身，另一方面通过大小便排泄废物，推动脏腑精气的上下流行，循环不休，起到了承上启下、维系四旁的作用。所以，脾胃是气机升降出入运动过程中的枢纽。《素问·阴阳应象大论》指出："谷气通于脾……六经为川，肠胃为海"，说明了脾胃为气机运行的中枢，人体脏腑之气的升降、交通、相济为用，全赖脾胃居中的斡旋作用。如肺气的宣发、心火的温润、肝胆的条达、肾水的滋养都与脾主升清的功能息息相关。

在这里虽然强调脾气升发的一面，但并非忽视胃的潜降功能。脾气的升发居于主导地位，没有脾气的上升，则水谷之气无从化生气血，则无以升降运行。有升才能有降。李杲指出："盖胃为水谷之海，饮食入胃，而精气先输脾归肺，上行春夏之令，以滋养周身，乃清气为天者也。升已而下输膀胱，行秋冬之令，为传化糟粕，转味而出，乃浊阴为地者也。"

在病理情况下，脾胃阳化不及则"胃气不升，元气不生，无滋养心肺"。同样，"脾胃虚弱，阳气不能生长，是春夏之令不行，五脏之气不生"。脾胃虚弱，则元气衰，气化失司，导致"生发诸阳上升之气"无能，则百病由生。因此，治疗脾胃内伤疾病的关键在于能否激发脾气升清，使机体气机升降有序，这是调治疾病的关键所在。

四、肝对气机运动的影响

肝位于右胁，主疏泄、藏血，肝象风，在五行中属木，禀春天生升运动不息之气，喜升发、条达，具有风之轻扬、升散，春之庶育万物的生理特点。唐宗海指出："肝属木，木气冲和条达，不致遏郁，则血脉得畅。"张锡纯指出：首先，"人之元气自肾达肝，自肝达于胸中，为大气之根本"；其次，"肝气能上达，故能助心气之宣通；肝气能下达，故能助肾气之疏泄"；最后，"肝胆之为用，实能与脾胃相助为理"。

从气机角度来看，肝具有主疏泄的功能，其气机运动的特征是升发、条达。这也决定了其与脾散精微、血液运行和人的情志活动息息相关。肝气的升散、条达可促使全身之气机流通畅达，脏腑经络之气升降协调，推动气血、津液的正常循行，调畅情志以保持心情舒畅，疏泄胆汁，促进消化，通达冲任，使月经排泄有时。

在病理情况下，若肝阳不足，可致肝气不舒，所以我们在疾病的治疗中需注意"肝阳不足不舒，风药疏补之"，以鼓荡肝脏阳化作用，使肝阳升举舒达而五脏和。肝阳化不及，升发乏源则肝气不舒，就会出现肝失温养、疏泄、条达的病变。

肝阳的疏补为历代医家所重视。李杲提出在疾病的治疗中需注意"肝阳不足不舒，风药疏补之"，倡导"脾胃为血气阴阳之根蒂"，而常取风药疏补肝阳，"以诸风药，升发阳气，以滋肝胆之用"。在遗方用药中善用柴胡、升麻、葛根、防风、藁本、羌活、独活、蔓荆子、川芎、桂枝、秦艽等辛味风药鼓荡肝阳，使肝阳升举舒达，而五脏和调。可见，内伤脾胃，必致阳气不能升发，但在用甘温养胃的同时，不忘借辛散风药助肝胆之用，鼓荡春生之气，则清气升腾，气运有序，而无郁闭气乱。

五、肾对气机运动的影响

肾位于腰部两侧，左右各一，肾藏精，主生长、发育与生殖；主水，主纳气，主骨生髓，为先天之本。《素问·五常政大论》指出："阴精所奉其人寿，阳精所降其人夭。"说明了在机体的阴阳生成、转化过程中，肾内所寄藏的元阳起着主导的作用，如果没有肾阳的生发、蒸化，阴精就不能得以化生，失去其奉养机体的正常生理作用。机体正是借助肾阳的生发以举精布阳，才维持和推动了机体"生、长、壮、老、已"的生理过程。

从气机角度来看，肾的升发和沉降是机体气化的根本。阳者主升、主动，阴者主降、主静。如张景岳说："五脏之阳气，非此不能发。"所谓发者，一曰生成，二曰升发。肾气主升，体现有二：一是指肾之精气上达化髓充脑，灌髓海、濡空窍；二是将下降之津液复上输于肺，浊者由膀胱排出体外，以维持正常的水液代谢平衡。

在病理情况下，肾的升降失常，肾气不达，摄纳无权，则致呼多吸少，动则气喘；或化谷之火不足，脾阳不运，致完谷不化，五更腹泻；或败精瘀血互结，气化失司，致小便滴沥不利，时见精浊，小腹胀结不舒等，百病丛生。

所以在中医补肾诸法中，李杲独树一帜，立升阳补肾一法，在滋阴之品中伍以升麻、柴胡以升举肾中清阳。方如滋阴地黄丸、益阴肾气丸等。从药物配伍的情况来看补肾之品多味甘而厚重，常有壅滞之弊。升阳之药，辛燥升阳，辛温通阳，既化解了补肾药的厚腻，以免阻隔生化之机；又鼓舞了肾阳的升发功能，使机体的元阴、元阳相互依存，气化流行，生生不息，后世在升阳举精的具体方法上有了进一步的发挥。

第四章 气机下陷的病理分类

气的升降出入正常，则机体的功能活动正常，称为气机调畅。气的升降出入障碍，则机体的功能活动失常，称为气机不利或气机失调。气机失调，即气的升降出入运行失常，是指疾病在其发展过程中，由于致病因素的作用，导致脏腑经络之气的升降出入运动失常。气机的失调可以概括为逆、陷、闭、脱四种病理表现。

气陷大多是由气虚发展而来，是指气机升降失常，应升不升而反下陷的病理变化。临床一般可表现为气陷升举无力，而出现头晕眼花，气短乏力，胃脘或腹部坠胀，大便稀溏，或内脏下垂，脱肛，阴挺等症状。所以临床中以体弱、气短、气坠以及脏器下垂为主要表现。其病理基础主要可表现为如下三种情况：大气下陷、中气下陷、上气下陷（表 4-1）。

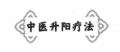

表 4-1 气机下陷的分类及病理基础

分类	病因病机	发病部位	主要表现
大气下陷	元气亏虚，大气下陷，心肺功能失常，肺脏无力开阖	胸中心肺为主	呼吸不利，肢体倦怠，反应迟钝，精神昏聩等，严重者呼吸停顿，心脏停搏
中气下陷	脾胃虚弱，运化失施，清阳不升	中焦脾胃	虚劳、眩晕、耳鸣、耳聋、脏器下垂，脱肛、久泻、衄血、便血等
上气下陷	元气虚弱，上气不足，导致头面清窍失养	头、目、舌、口、鼻、眼、耳	耳中鸣响，视物昏花，头晕、昏沉，思维迟钝，健忘，神志不清、昏迷

第一节 大气下陷

一、大气的概念及功能

“大气”一词出自《内经》。《素问·五运行大论》指出：“岐伯曰：地为人之下，太虚之中者也。帝曰：冯乎？岐伯曰：大气举之也。”这里的“大气”主要是指机体赖以生存的自然界清气。对于人体而言，大气与宗气结合后积于胸中，所以胸中又有气海之称。《灵枢·五味》云：“其大气之抟而不行者，积于胸中，命曰气海，出于肺，循咽喉，故呼则出，吸则入。”

“胸中大气”一词是由清初医学家喻昌提出的，他认为胸中大气对于机体气机的运行有着十分重要的意义。他说：“而令充周无间，环流不息，通体节节皆灵者，全赖胸中大气为之主持。”

张锡纯沿用了喻昌提出的“胸中大气”一词的说法，明确指出胸中大气就是胸中宗气。他针对《灵枢·邪客》所提出的“五谷入于胃也，其糟粕、津液、宗气分为三隧，故宗气积于胸中，出于喉咙，以贯心脉，而行呼吸焉”，指出：“观此节经文，则宗气即为大气，不待诠解。”而且他之所以持有这种观点是在他深入研究后得出的结论，他说：“至大气即宗气者，亦尝深考《内经》而得之。”

张锡纯进一步指出：“然此篇专为五味养人而发，故第言饮食能养胸中大气，而实未发明大气之本源。愚尝思之，人未生时，皆由脐呼吸。其胸中原无大气，亦无需乎大气。迨胎气日盛，脐下元气渐充，遂息息上达胸中而为大气。大气渐满，能鼓动肺膜使之呼吸，即脱离母腹，由肺呼吸而通天地之气矣。”这说明了胸中大气来源于先天之气，培养于后天之气，最后充盈在胸中。正如他所总结的：“是大气者，原以元气为根本，以水谷之气为养料，以胸中之地为宅窟者也。”

二、大气下陷的病理基础

大气下陷的原因不外乎外感和内伤。张锡纯在喻昌关于胸中大气论述的启发下，结合《内经》条文，提出了“胸中大气下陷”之名，提出了大气下陷之说。

大气下陷对机体的影响主要有如下几个方面：

1. 经气失去统摄，上下错乱妄行　大气下陷时，诸经之气失去统摄，可以或上或下而错乱妄行，轻症可出现呼吸不利，肢体倦怠，反应迟钝及精神昏聩等；病情危急时，可出现肺脏无力开阖，呼吸停顿，心脏停搏而猝死。张锡纯特别强调关前沉迟微弱的脉象是大气下陷的主脉，又称为本经脉，指出：“其脉象沉迟微弱，关前尤甚。其剧者，或六脉不全，或参伍不调。”

2. 肺失包举，失其以鼓动之机 胸中的大气与肺的关系密切。张锡纯说：“至大气下陷之说，《内经》虽无明文，而其理实亦寓于《内经》中。《灵枢·五色篇》雷公问曰：‘人无病卒死，何以知之？’黄帝曰：‘大气入于脏腑者，不病而卒死。’夫人之膈上，心肺皆脏，无所谓腑也。经既统言脏腑，指膈下脏腑可知。以膈上之大气，入于膈下之脏腑，非下陷乎？大气既陷，无气包举肺外以鼓动其闟辟之机，则呼吸顿停，所以不病而猝死也。观乎此，则大气之关于人身者，何其重哉！”

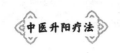

胸中大气下陷的脉诊部位在右部，所以大气下陷，可导致右部之脉多微弱，下陷过甚，呼吸之机将停，遂勉强鼓舞肺气，努力呼吸以自救，可出现六脉不全，或参伍不调，其形如雀啄等，均为大气下陷的危重脉象。可见张锡纯善于通过分析脉象来判断病机，此时患者元气虚脱，预后极差。

第二节 中气下陷

一、中气的概念及功能

《内经》云“中气不足，溲便为之变”，首次提出了“中气”二字，而且明确指出了中气不足可出现大小便异常的病变。“中气”是指中焦脾胃之气，具有运化、转输的功能。主要表现为脾胃等脏腑对饮食的消化运输、升清降浊等生理功能。

脾主运化，脾升则水谷腐熟，精气滋生；胃主受纳，胃降而善纳，排泄糟粕。所以中气旺，气机升降有序，机体维持了健康无病。但是中气是否能维持旺盛的升降功能，有赖于体内各脏腑的功能配合，李杲认为“大抵脾胃虚弱，阳气不能生长”，他认为脾阳之升需有少阳春生之气的带动，如果少阳春生之气不行，则清阳不升，而致“飧泻、肠澼不一而起矣”。

二、中气下陷的病理基础

《素问·至真要大论》指出：“是故百病之起，有生于本者，有生于标者，有生于中气者。”中气下陷的形成机制主要是由于劳累过度，饮食所伤，耗伤元气，脾气亏虚，不能运化水谷精微则出现久泻久痢，日久出现肌肉筋脉的松弛。脾气虚弱，升清无力，可引起中气下陷，进而影响到了全身的功能。

中气下陷对机体的影响主要有如下几个方面：

1. 器官失于濡养 脾为后天之本，气血生化之源。中焦运化的水谷精微，通过脾之升清作用，上注于心，化赤为血；上注入肺与自然界之清气合成宗气；上输于清窍，濡养神明；输布于全身，营养四肢百骸。如果中气下陷，则精微不能输布，机体失于濡养，出现虚劳、眩晕、健忘、耳鸣、耳聋、失眠、心悸、喘息、胸痹等病症。

2. 气机的升降失常 脾胃位于中焦，是机体气机升降运动的枢纽，协调一身气机的作用，能上承心肺、下启肝肾。脾胃升降有序，清浊各行其道。如果出现中气下陷，则清浊不分，升降失调，中焦壅塞，上下不通，气积、癃闭、腹胀、消渴、水肿、中风、吐泻、遗精等病症不可避免。

3. 机体气血失于固摄 脾主运化升清，脾的功能正常，可以濡养全身的肌肉筋脉，保持脏腑组织的位置相对稳定，特别是肾、胃、子宫等脏器的正常居处、脉中血液的正常运行。中气下陷则出现胃、肾、子宫等脏器下垂，出现脱肛、久泻、疝气等病变；如果失于固摄可出现各种血证，如衄血、吐血、便血、尿血、瘀斑、崩漏、紫斑等。

4. 机体得不到气血的温养 因此针对脾胃虚弱、清阳不升的病变，认为在补中的基础上，应当配伍升发少阳春生之令的风药，并以此为基础进行加减，在临床上创立了不少以补中升阳为主的方剂，如补脾胃泻阴火升阳汤、补中益气汤等。可见肢体倦怠，声低懒言，气少乏力，头晕目眩，舌淡，苔白，脉弱等，或兼有阴火热盛的状况，表现为“气高而喘，身热而烦，其脉洪大而头痛，或渴不止，皮肤不任风寒，而生寒热。盖阴火上冲，则气高而喘，身烦热，为头痛，为渴，而脉洪大”。

第三节 上气下陷

一、上气的概念及功能

“上气”一词也源于《内经》，是指人体上部之气。《灵枢·口问》指出："上气不足，脑为之不满，耳为之苦鸣，头为之苦倾，目为之眩"，说明上气不足可以导致头面清窍失养的病理表现。"上气"有时候也指心肺之气，或指心气、肺气。《灵枢·大惑论》指出："上气不足，下气有余，肠胃实而心肺虚。"

机体的"上气"与脾胃的功能密切相关，《素问·通评虚实论》曰："头痛耳鸣，九窍不利，肠胃之所生也"，则提示头面官窍与脾胃功能息息相关。脾胃功能健全，中焦清气上升，濡养头部则头面官窍通利。《脾胃论·脾胃胜衰论》指出："饮食入胃，先行阳道，而阳气升浮也。浮者，阳气散满皮毛；升者，充塞头顶，则九窍通利也。"

二、上气下陷的病理基础

《脾胃论·三焦元气衰旺》中阐明了上气下陷的病机，指出上气不足"皆由脾胃先虚，而气不上行之所致也"。

上气下陷对机体的影响主要有如下几个方面：

1. 清气不升，不能濡养头面清窍　《脾胃论·脾胃虚实传变论》指出："胃气一虚，耳目口鼻，俱为之病。"临床中上气下陷多因劳倦过度、饮食不节、禀赋体弱等导致脾胃虚弱，气虚不能鼓动清阳上升，头面清窍失去濡养，从而出现许多病理情况。所以《脾胃论·脾胃虚实传变论》指出："脾胃既为阴火所乘，谷气闭塞而下流，即清气不升，九窍为之不利"，说明了脾胃不足、清气不升是导致上气下陷、九窍不利的关键。机体可以出现耳中鸣响，视物昏花，易于疲倦，声低气怯，肢体抬举无力，面色无华，食欲不振，舌淡苔白，脉弱无力等症状。清代汪昂在《医方集解》中亦说：“五脏皆禀气于脾胃，以达于九窍；烦劳伤中，使冲和之气不能上升，故目昏而耳聋也。”

2. 上气下陷，脑失其养，元神不安　《灵枢·口问》云：“上气不足，脑为之不满，耳为之苦鸣，头为之苦倾，目为之眩。”说明了上气下陷导致的病变多发生在头面官窍，可影响元神之府大脑，由于大脑失去清气的滋养，可导致元神不安，临床症状可以表现为头晕、昏沉、思维迟钝、健忘，甚至神志不清、昏迷等。李杲在此基础上创立了治疗上气下陷证的方剂益气聪明汤。

第五章　升阳风药的临床应用

第一节　升阳风药的基本概念

一、风药与解表

《素问·骨空论》说：“风者百病之始也。”《素问·风论》说：“风者百病之长也。”都指出风在疾病发生发展中的重要作用。所以叶桂《临证指南医案·风》说：“盖六气之中，惟风能全兼五气，如兼寒则风寒，兼暑则曰暑风，兼湿曰风湿，兼燥曰风燥，兼火曰风火，盖因风能鼓荡此五气而伤人，故曰百病之长也，其余五气，则不能互相全兼，如寒不能兼暑与火，暑亦不兼寒，湿不兼燥，燥不兼湿，火不兼寒，由此观之，病之因乎风而起者自多也。”

风邪伤人，可分为内风与外风不同。外风指外来的风邪，为六淫之一，风邪为外感疾病的先导，所以祛除表邪或解除表证，必须疏风。临床中把具有发汗祛风、疏散表邪、解除表证作用的药物称为疏风药。疏风药作用于机体的时候通常能促使机体发汗而解除表证，所以风药一直以来都被用作治疗外感表证的发汗药物，因此，风药又有“发汗解表药”之称。考之于《素问·阴阳应象大论》早已指出：“其在皮者，汗而发之。”可见，汗法是为表证而设的一大治法。

与外风相对应的是内风，内风是由于体内阴阳失调，虚风内动，临床上把具有平息内风的药物称为息风药，如平肝息风、清热息风、滋阴息风等药，可称为治风药。由于这一类药物的性质与作用与疏风药不同，一般不具有发汗疏风的作用，本书不做重点讨论。

二、风药与升阳

疏风药不仅具有疏散外邪的作用，同时这些药物大都具有升发、疏散的作用，因此也可以用于治疗许多内伤疾病。《素问·六元正纪大论》言：“火郁发之。”王冰注曰：“发，谓汗之，令其疏散也。”张介宾《类经》则指出：“发，发越也”“故当因其势而解之、散之、升之、扬之，如开其窗、如揭其被，皆谓之发，非独止于汗也”。可见，这里所谓的发汗药物，其作用已远远超出了“发汗”本身的意义，已具有了特殊的治疗内在疾病的内涵。因此，中医学也把这一类药称为风药。

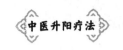

用风药治疗内伤杂病的方法从汉代即已开始应用，仲景所著《伤寒杂病论》为“方书之祖”，书中所列方剂被称为“经方”，方中风药妙用者举不胜举。风药作为特定的术语提出始见于张元素《医学启源·药类法象》，其中共有两处，其一曰：“羌活，气微温，味甘苦，治肢节疼痛，手足太阳经风药也”；其二曰：“藁本，气温，味大辛，此太阳经风药，治寒气郁结于本经，治头痛脑痛齿痛”。

张元素说：“凡同气之物，必有诸味，同味之物，必有诸气，互相气味，各有厚薄，性用不等，制方者必须明其用矣。”即指出了凡药皆有性，性分寒、热、温、凉；亦必有味，味别酸、苦、辛、咸、甘、淡。性味相合乃成药性，从而决定药效作用。因此，“药有气味厚薄、升降浮沉、补泻主治之法，各各不同”，并根据五运六气学说，将药物分类为“风升生”“热浮长”“湿化成”“燥降收”“寒沉藏”五类。其中“风升生”收载有防风、羌活、升麻、柴胡、葛根等20味常用药。

张元素的弟子李杲师承其说，在继承《内经》和《伤寒论》升阳理论与方法的基础上，创造性地揭示了风药独具的升阳功能。“如脉弦者，见风动之证，以风药通之。”在这里所谓的

“风药”，具体是指气味辛薄，药性升浮，具有升发阳气作用的这一类药物，如防风、升麻、柴胡、羌活、葛根、独活等。正是因为这些“风药”具有“升发阳气”的作用，所以“风药”又有“升阳风药”之称。李杲指出：“故必用升阳风药即瘥，以羌活、独活、柴胡、升麻各一钱，防风根截半钱。”

李杲在《内外伤辨惑论·说病形有余不足当补当泻之理》中明确提出“风药”具有的特性是：“味之薄者，诸风药是也，此助春夏之升浮者也。”其又在《脾胃论·脾胃胜衰论》中曰：“泻阴火，以诸风药，升发阳气，以滋肝胆之用，是令阳气生，上出于阴分。”李杲善用“风药”治脾胃诸病独具特色，为后世医家效法，但他并未对其概念给予明确界定。直至清代徐大椿在《神农本草经百种录》中提出：“凡药之质轻而气盛者，皆属风药。”因此，风药古义为味之薄者，其性升浮发散，禀有风木属性，如春气之生发，风性之轻扬，具有疏散风邪、升发肝胆阳气作用的药物，称为升阳风药。

第二节 升阳风药的特性与作用

一、升阳风药的特性

《素问·至真要大论》说：“辛甘发散为阳，酸苦涌泄为阴。”明确表达了药性的阴阳五味。阳为气，轻清上升，向外趋表，其性温热、干燥、活动、开放。升阳风药其性多辛，辛为阳，因此其作用特点具有升、透、窜、动、化等多种特性。

（一）升浮

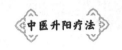

升阳风药多为轻清上升之品，体轻属阳，具有升浮上行的作用。其作用主要表现为两方面：一是风升之药轻清上升，使气机得以不断地升腾，起到“升清”“举陷”的作用。在临床中可以利用升阳风药这种“升浮”的特性，用于治疗脾胃虚弱，中气下陷所致的疾病，取“陷者举之”之义。二是升阳风药能引药上行。正所谓“巅顶之上，唯风药可到”，说明了升阳风药，轻清上升，能通达头目清窍，所以李杲说：“升者，充塞头顶，则九窍利也。”因此他在治疗头面清窍的疾病中，必配以升阳风药，强调指出：“头痛皆以风药治之。”

（二）透散

升阳风药大多为辛散之品，具有向外趋表透散的特性，因此能“透散邪气”，可以向外趋表，透达邪气，起到了散火、祛风、化湿等作用。李杲不仅用升阳风药治疗因感受外邪而引起的多种病症，更是根据这种特性治疗各种内伤疾病。如在《内经》“火郁发之”理论的基础上，常用补中益气汤、升阳散火汤等方，以柴胡、升麻、防风、羌活等药发越郁火。治疗因饮食劳倦，致脾胃升降失常，形成“谷气下流，阴火上冲”的内伤病证，或因五志过极生郁化火的病症。明确指出：“泻阴火以诸风药，升发阳气以滋肝胆之用”，令人耳目一新。

（三）窜动

升阳风药，气轻而薄，其性“动荡”，善动不居，能推动气血运行，疏解脏腑、经络的瘀滞。临床中可以借升阳风药的这种走窜之性以行气导滞，活血祛瘀。如用当归拈痛汤治疗湿热互结、全身疼痛，用羌活胜湿汤治疗“风湿相搏，一身尽痛”等，都是利用羌活、独活、防风等风药善于走窜行气通络的性能治疗疼痛，起到了行气、升阳、通络而止痛的作用。

升阳风药多兼“芳香走窜”之性，其性属阳开放，善于启闭开阖，醒神开窍。因此临床中常借风药的芳香走窜，入心经而开窍醒神，通关启闭，用于治疗心窍被阻，神明被蒙，出现神识昏迷，人事不省的神昏闭证，如清神益气汤用升麻、防风以升阳醒神。

（四）化生

升阳风药，大多为辛温之品，属阳，具有振奋阳气、蒸腾精微的作用，促进了机体物质的代谢和转化。因此，其具有了“化生”的作用。如用羌活胜湿汤治疗湿浊困阻之证时，用羌活、防风等风药的辛温香燥气味，运脾胃、升清阳、化湿浊，起到了升清阳、降浊阴的作用。

同样在治疗水肿病的时候，常配伍升阳风药以化气行水，这是因为：风药一能宣散肺气，提壶揭盖，畅达水之上源；二能醒脾助运，调畅水之中州；三能激发肾阳，化气行水，疏通水之下源。因此，风药可在水液代谢的过程中起到积极的作用。

总之，升阳风药对机体的作用非常广泛。这主要归功于其升浮、透散、窜动、化生等作用的特性。在临床工作中，还要善于把握这些特性给机体带来的正、反两方面的影响。在使用这些药时要注意升阳风药虽有行气、活血、化痰、开窍、燥湿的功用，但是其味多辛而燥，辛温能耗气、燥热会伤阴，因而往往具有伤津耗液之弊病。故主张“如病去勿再服，以诸风之药，损人元气而益其病故也”。所以在运用时应注意随机把握。

二、升阳风药的功用

风药一语前已述及主要源自张元素与李杲，张元素以药性之“升降出入”阐发药物的作用，李杲更是在《脾胃论》中立专章讨论“升降浮沉”，且大量应用风药以升阳，以求元气得升，阴火自降，气机调畅，正胜邪去。《素问·六微旨大论》曰：“是以升降出入，无器不有。”故宋代严用和说：“人之气道贵乎顺，顺则津液流通。”风药治病其主要的功能可表现为如下几个方面：

1. 祛邪排毒　风药具有升阳驱除内外之邪的作用，具体表现为升阳除湿、升阳散寒、升阳祛风、升阳退火、升阳散火、升阳（甘温）除热、升阳泻火、升阳解暑、升阳润燥等作用。

2. 升清通窍　风药具有升发清阳、上达头面、通畅清窍的作用，可用于清阳不升或闭塞所致的疾病，具体包括升阳清脑、升阳聪耳、升阳明目、升阳退翳、升阳通鼻、升阳启味、升阳固齿等作用。

3. 化实消结　风药大多具有辛散走窜的作用，可用于消除实邪内积所致的疾病。具体包括升阳解郁、升阳导滞、升阳通便、升阳化瘀、升阳化积、升阳消痞、升阳化痔、升阳化坚等作用。

4. 升清固脱 风药具有升举阳气、固护正气下脱外泄的作用，以顺脾气升清之性，起到固摄的作用，可用于气血津液精等外脱的疾病。具体包括升阳敛汗、升阳止血、升阳止血、升阳涩肠、升阳止带、升阳固崩、升阳固精、升阳摄涎等作用。

5. 化源扶正 风药具有升发清阳、促进化生，以滋化源的作用，可用于气血阴阳不足所致的疾病。具体包括升阳益气、升阳生血、升阳补阳、升阳化阴等作用。

6. 调和脏腑 风药大多具有辛散、温通，助气化、滋化源，起到调整脏腑功能的作用，可用于治疗脏腑功能失调的多种病变。具体包括升阳调心、升阳理肺、升阳理脾、升阳调肝、升阳调肾等法。

【第三节】 风药的运用及其注意事项

一、风药的选择

由于风药具有独特的辛散、燥烈的药性，我们在应用时特别要注意风药的配伍选择。临床上凡用以升阳祛风、发散郁火、升清化湿者，常常需要多种风药同用，以协同发挥药效，并且其用量往往要稍大些。如升阳除湿汤中升麻、柴胡、羌活、防风、苍术同用，分走各经，起到协力胜湿的作用。

假如用于益气升阳，升发胆气或升发脾胃清阳，风药所用味数就要减少，而且用量也不可多用。如补中益气汤中只用升麻、柴胡二味，特别是通幽汤、安胃汤等只配用升麻一味，体现了应用风药引经只用一味且要小剂量的原则。

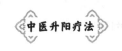

有学者对《内外伤辨惑论》《脾胃论》《兰室秘藏》三书中所载自制方 324 首进行统计，发现共用药 253 味。风药使用频率最高的前 10 味药为：升麻共用 163 次，占 50.31%；柴胡共用 161 次，占 49.69%；羌活共用 102 次，占 31.48%；防风共用 97 次，占 29.94%；藁本共用 36 次，占 11.11%；葛根共用 32 次，占 9.88%；川芎共用 31 次，占 9.57%；独活共用 26 次，占 8.02%；白芷共用 19 次，占 5.86%；荆芥共用 10 次，占 3.09%。全书升麻、柴胡、羌活、防风等用得较多。

二、风药的剂量

风药用量极轻是李杲的又一用药特色。李杲用药，药味虽多，但用量很轻，与经方形成鲜明对比。如补中益气汤升麻二分（或三分），柴胡二分（或三分），用量是非常轻的，方中单味药物使用不足一钱，总量多在三钱至一两之间，李杲用药量之轻可见一斑。分析这种轻剂量的原因，当与李杲的思想密不可分。李杲认为脾胃内伤日久，中气久损，则脾胃运化功能低下，若投以大剂量药物，不仅会加重脾胃负担，甚至会格拒药物，不利于疾病治疗。李杲指出："如病去勿再服，以诸风之药，损人元气而益其病故也。"所以在治疗时采用小剂量方剂，循序渐进，缓缓以图功。

三、风药的剂型与煎服法

1. 风药的剂型 临证时主要根据治疗疾病的不同和病变部位的不同而分别选用不同剂型，包括汤剂、散剂、膏剂。比如用以治疗在上部的疾病时，以散剂居多，因为“散者散也，去急病用之”，部位在上的疾病，大多起病较急，散剂可更有效地发挥风药的发散作用。如治疗头痛的川芎散、白芷散、细辛散、碧云散、羌活散等，治疗牙痛的热牙散、清胃散、麻黄散、治虫散、独圣散、益智木律散、蝎梢散、细辛散、立效散。此外，治疗脾胃虚寒的益胃散、白术散、加减平胃散、白术安胃散、藿香安胃散、异功散、除湿散等均为散剂。

重视脾胃内伤，认为内伤病为“大病”，所以多用汤剂，“汤者荡也，去大病用之”。而风药在汤剂中应用，可更快地发挥药效。李杲常采用汤剂配以风药治疗内伤杂病。常见的方剂有补中益气汤、升阳散火汤、通气防风汤、羌活胜湿汤、升阳益胃汤、清暑益气汤等，大多数涉及内伤脾胃病的方剂均为汤剂。

2. 风药的煎服法 应根据不同的疾病和病变部位采用不同的煎服法。治疗内伤杂病的汤剂多用“煮散”的煎法，即将药物㕮咀或锉如麻豆大，都作一服，水二盏，煎至一盏，去渣。温服，且多为食远或空心服（即空腹服），或宿食消尽时服。而治疗牙痛、头痛时的散剂和膏剂常为外用。

四、用药据时随病而变

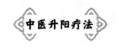

李杲认为“古今异轨，古方新病不相能”，创制的新方用药灵活多变，不墨守成规，所制之方要根据临床实际需要，随证从权。如李杲认为夏月阳气旺盛，处方中宜稍加黄柏等大苦寒之味，泻阴火之上逆；冬月宜加吴茱萸辛苦大热之药，以泻阴寒之气。又如大便秘燥、心下痞者，加黄连、桃仁以消痞通便；口干者，加五味子、葛根以生津；胁下急或痛甚者，加入柴胡、甘草疏肝缓急止痛。

李杲立分经随病制方论，认为不同病证所属脏腑或经络不同，而应选用相应药物治疗，如风湿侵袭足太阳膀胱经导致脊痛项强、腰痛似折、头面清窍不利，选用羌活胜湿汤治疗；又如风寒袭肺，久则郁而化热，表寒里热，肺气郁闭，导致肩背痛、中风等，证属手太阴肺经病证，用通气防风汤宣肺泻郁热。

五、风药使用禁忌

《本草经疏》说“发散之药，焉可久服”。风药具有辛燥走窜之性，容易伤津液，不可长时间使用，对自汗、盗汗、夜寐不安、多梦阴虚或气血不足者要慎用。

《重庆堂随笔》指出：“昔人谓其升中有降者是矣。然毕竟升药，病属上焦实证而下焦无病者，固可用也；若下焦阴虚而浮火易动者，即当慎之。其病虽见于上焦，而来源于下焦者，尤为禁剂。”

疏风药虽有诸多特效，然其的确辛散易耗气伤津，故阳气虚脱、阴液耗伤者宜禁，即便暂用，亦当酌配益气养血生津之品。疏风药辛味升散，肝阳、气火、风气亢逆之证仍当禁用。需要注意的是，疏风药虽一药多效，但毕竟势单力薄，且诸疏风药亦有诸多药性之偏，故疏风药多与他类药配伍应用。疏风药的用量也有讲究，一般用以“宣散透邪”时用量偏重，取其其他功用时用量多轻。此外，“风药治气”体现了中医在天人合一思想及整体恒动观念的指导下对于人体与疾病及药物之升降浮沉特性的感悟与应用，它是中医取法自然、道法自然的体现。

第四节 升阳风药的分类

风药，是指质地轻，具有升发、疏散特性的药物，如：升麻、柴胡、荆芥等。这类药物大多味辛，性温、平或凉，所谓“风升生，味之薄者，阴中之阳。味薄则通酸、苦、咸、平是也”。《医学启源·药类法象》记载了20味升阳风药：防风、升麻、柴胡、羌活、威灵仙、葛根、独活、细辛、桔梗、白芷、藁本、鼠黏子、蔓荆子、川芎、天麻、秦艽、荆芥、麻黄、前胡、薄荷。

分析历代医家的升阳风药，主要为辛味药物组成，具有升发清气，散发清阳的作用，在临床中可以分成两类：第一类为辛温风药，包括羌活、独活、防风等；第二类为辛凉风药，包括柴胡、薄荷、升麻等（表5-1）。

表 5-1 风药分类表

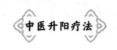

药物分类	性味	功能	病机	药物举例
辛温风药	辛温	升阳、举陷、温散	阳气不升，气机内郁或下陷	羌活、独活、防风
辛凉风药	辛凉	升清、清利头目	清阳不升，气机下陷，内有郁热	柴胡、薄荷、升麻

一、辛温风药

辛温风药主要是指药性辛温，具有升发阳气作用的药物。用于治疗阳气不升，气机内郁或下陷的病变。

（一）防风

防风味辛甘，性微温，入膀胱、肺、肝、脾经。为手足太阳经之本药，又行足阳明、太阴两经。

1. 药性特点

（1）防风为纯阳之品：防风为纯阳之品，其气味俱薄，浮而升。《本草经疏》说："防风治风通用，升发而能散。"《医学启源》指出，防风"气温味辛，疗风通用，泻肺实，散头目中滞气，除上焦风邪之仙药也。误服泻人上焦元气"。

（2）辛温轻散，润泽不燥：防风辛温轻散，润泽不燥，能发邪从毛窍出。李杲指出：防风治一身尽痛，随所引而至，乃风药中润剂也。若补脾胃，非此引用不能行。凡脊痛项强，不可回顾，腰似折，项似拔者，乃手足太阳证，正当用防风。凡疮在胸膈以上，虽无手足太阳证亦当用之，为能散结去上部风。病人身体拘倦者风也，诸疮见此证，亦须用之。

2. 临床应用 临床中可用于诸虚不足，易受风邪侵袭而为病。防风与补气养血药、温中健脾药配伍使用的目的在于：一则诸虚不足，多兼风邪，风药之用，意在祛风散邪。二则以风药与养血药同用，“具有辛润和风之能”，则祛风不致太过，养血不致呆滞，寓补中有散之意。三则用防风升清而助气化，防风不比他药之燥性可畏，既可治外风，又能治内风。外则入太阳经祛散风邪，内则入脾胃以消除湿阻气滞。肝郁所致的腹中胀气，肝旺脾弱所致的腹痛泄泻，亦可取效。李杲说：“若补脾胃，非此引用不能行。”所以常用以引经，且用以助阳，如升阳除湿防风汤、升阳散火汤等皆是。然而对肝血虚所致的腹中急缩，非风邪所致的头痛、身疼，非脾为湿困或肝旺脾弱的泄泻等，当宜忌用。若误用，虽为润剂，亦可伤正气。

在古方中，防风经过适当配伍，可用于治疗多种病症，如：通气防风汤治疗“肺气郁甚”；升阳除湿防风汤治“肠澼下血”；防风饮子治“倒睫拳毛”；连翘防风汤治“腋下疮”等。防风与黄芪相伍可益气、祛风、止痛，如玉屏风散，正如李杲所言：“黄芪得防风其功愈大。”钱乙泻黄散中倍用防风者，乃于土中泻木也。

防风配川芎、白芷上行以治头目之风；配羌活、独活而下行以治腰膝之风；配当归治血风；配白术治脾风；配苏叶、麻黄治寒风；配荆芥、黄柏治肠风。

（二）羌活

羌活气温，味辛苦甘，归膀胱、肾经，入足太阳膀胱兼入肝肾。

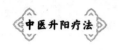

1. 药性特点 羌活助阳通经，气清而不浊，性行而不止。《本草汇言》曰：“盖其体轻而不重，气清而不浊，味辛而能散，性行而不止，故上行于头，下行于足，遍达肢体，以清气分之邪也。”

《医学启源》记载：“羌活……治肢节疼痛，手足太阳经风药也。”羌活味薄气清，功专上升，有助阳发表之功。李杲常用羌活，认为其“治肢节疼痛，为君，通利诸节如神，手足太阳风药也”。

2. 临床应用 临床上凡脾胃虚弱，清阳下陷，又风湿之邪侵入足太阳经，游行于头身而发病，均在所必用。《本草汇言》：“羌活功能条达肢体，通畅血脉，攻彻邪气，发散风寒风湿。故疡证以之能排脓托毒，发溃生肌；目证以之治羞明隐涩，肿痛难开；风证以主治痿、痉、癫痫，麻痹厥逆。”

临床中常用的方子有羌活胜湿汤治疗“足太阳经之不行”，羌活退翳膏治“太阳寒水，膜子遮睛”，羌活苍术汤治“足膝无力沉重”，内托羌活汤治太阳经痈，羌活附子汤治“脑风”，羌活散治“客寒犯脑”，羌活汤治“身重腰痛”。

常与防风、独活相配治疗湿邪困阻少阳，腰背疼痛之病。也常与川芎、细辛相伍，治足太阳、少阴头痛，透关利节。与川芎同用，治太阳、厥阴头痛。

（三）独活

独活气微温，味辛、苦。归肾、膀胱经，为足少阴肾行经药也。

1. 药性特点 独活气细，透关利节。虽然也可以祛风湿之邪，但气浊下行，入足少阴肾经。王好古：“去肾间风邪，搜肝风，泻肝气，治项强腰脊痛。”

2. 临床应用 临床中独活治下焦伏风留湿，而致头痛、两足湿痹。常伍以细辛，治少阴经头痛如神。且多与羌活为伍，如升阳益胃汤配用独活以治湿邪留滞；羌活胜湿汤配用独活以祛除足太阴经之伏风留湿；除风湿羌活汤配用独活以治留于下焦之湿滞；升阳散火汤配用独活以治火郁于内等均是。独活与羌活、升麻、柴胡为伍，有上有下，相须为用，助阳上升与祛风胜湿之力更强。

（四）细辛

细辛性温，味辛，归心、肺、肾经。入足厥阴、少阴血分，为手少阴引经之药。

1. 药性特点 细辛，气温，味大辛，其气味俱厚而性过烈，阳也，升也。《本草经疏》指出，细辛“风药也。风性升，升则上行，辛则横走，温则发散”。《别录》：“细辛，其性升燥发散，即入风药，亦不可过五分。”

2. 临床应用 临床上细辛常用于治疗少阴头痛。李杲指出，细辛“治少阴头痛如神，当少用之。独活为使，为主用药也”。并用细辛散治“寒邪，风邪犯脑疼，牙痛”。《珍珠囊》：“主少阴苦头痛。细辛同辛夷用治鼻病。”

（五）白芷

白芷色白气温，味大辛。为手阳明引经药。《本草纲目》：

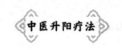

“性温气厚，行足阳明戊土；芳香上达，入手太阴肺经。”

1. 药性特点 白芷疗风通用，其气芳香，辛以散之，温以和之，能通九窍上行头目，下抵肠胃，中达肢体，遍通肌肤以至毛窍。《本草经疏》：“白芷，味辛气温无毒，其香气烈，亦芳草也。入手足阳明、足太阴，走气分，亦走血分，升多于降，阳也。”

2. 临床应用 临床中白芷香气入脾，故主血闭阴肿，寒热，头风侵目泪出。辛香散结而入血止痛，故长肌肤。芬芳而辛，故能润泽。辛香温散，故疗风邪久泻，风能胜湿也。香入脾，所以止呕吐。疗两胁风痛，头眩目痒。白芷还可用于治疗妇女带下病。《本草经疏》指出，白芷“性善祛风，能蚀脓，故主妇人漏下赤白”。

白芷常与升麻配伍，以“通行手足阳明经也”。而者配伍应用可见于白芷升麻汤治“疮痈”，白芷散治“大寒犯脑，牙齿疼痛”等。

（六）川芎

川芎气温，味辛。归肝、胆、心包经。能上行头目，下行血海，为补血治血虚头痛之圣药也。为少阳引经之药，能散肝经之风，助清阳之气。

1. 药性特点 川芎乃血中气药也，朱震亨在越鞠丸中用川芎以治疗郁证，认为“郁在中焦，须抚芎开提其气以升之，气升则郁自降，故抚芎总解诸郁，直达三焦，为通阴阳气血之使”。为升阳解郁开一法。朱震亨认为：川芎味辛，但能升上而不能下守，血贵宁静而不贵躁动，四物汤用之以畅血中之元气，使血自生，非谓其能养血也。

2. 临床应用 张元素指出，川芎其用有四个方面：一是少阳引经，二是治诸头痛，三是助清阳，四是去湿气在头。李杲治头疼必用川芎并配以各经的引经药：太阳羌活；阳明白芷；少阳柴胡；太阴苍术；厥阴吴茱萸；少阴细辛。李杲善用川芎治疗多种病症，如：芎辛汤中用川芎配细辛治两眼涩痛，川芎肉桂汤治腰痛等。

《药对》指出：川芎得细辛疗金疮止痛，得牡蛎疗头风吐逆。《丹溪心法》用苍术配川芎总解诸郁，开提其气以升之。

（七）麻黄

麻黄气温，味辛、微苦。归肺、膀胱经。

1. 药性特点 麻黄，轻可去实，气味俱薄，轻清而浮，阳也，升也。《本草正》曰："麻黄以轻扬之味，而兼辛温之性，故善达肌表，走经络。"

2. 临床应用 临床上麻黄桂枝汤治"吐血衄血"，麻黄桂枝升麻汤治妇人"浑身麻木"，麻黄白术汤治"大便不通"，麻黄苍术汤治"五更嗽"，麻黄茱萸汤治"头痛"，麻黄散治风寒"牙齿动摇疼痛"，麻黄豆蔻丸治"客寒犯胃，心胃大痛"，麻黄柴胡升麻汤治"小儿寒郁而喘"，柴胡、麻黄俱为散邪要药，但阳邪宜柴胡，阴邪宜麻黄，不可不察。

（八）藁本

藁本，气温，味辛。归膀胱经。《珍珠囊》言其归"足太阳膀胱、手太阳小肠经"。

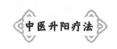

1. 药性特点 张元素指出："藁本，乃太阳经风药，其气雄壮"。张介宾言其"气厚味薄，升也，阳也"。《本草求真》认为：藁本"其性颇有类于芎䓖，皆能以治头痛，然一主于肝胆，虽行头目，而不及于巅顶，一主太阳及督，虽其上下皆通，而不兼及肝胆之为异耳"。

2. 临床应用 李杲认为："此太阳经风药也。治寒气郁结于本经。治头痛、脑痛，大寒犯脑，令人脑痛，齿亦痛之药。"《本草求真》认为："藁本其性颇有类于芎䓖，皆能以治头痛。"《邵氏闻见录》中记载："夏英公病泄，太医以虚治不效。霍翁曰：风客于胃也。饮以藁本汤而止。"

张元素指出：藁本"与木香同用，治雾露之清邪中于上焦；与白芷同作面脂，既治风，又治湿"。

（九）蔓荆子

根据笔者多年临证应用经验，并结合古代医药学著作中的有关论述，认为蔓荆子气温，味辛，为太阳经的引药。归肝、胃、膀胱经。

1. 药性特点 荆芥为轻扬之剂，散风清血之药也。《本草纲目》说："蔓荆实，气轻味辛，体轻而浮，上行而散。"

《本草经疏》指出："其功用，应是苦温辛散之性，而寒则甚少也。气清味薄，浮而升，阳也。"

2. 临床应用 李杲在临床用蔓荆子"治太阳经头痛，头昏闷，除头昏目暗"。有蔓荆子汤治"内障眼病"。《本草新编》："蔓荆子，佐补药中以治头痛尤效，因其体轻力薄，藉之易于上升也，倘单恃一味，欲取胜于顷刻则不能也。”

（十）荆芥

荆芥气微温，味辛。归肺、肝经。

1. 药性特点

（1）荆芥为风药之辛温者：荆芥为风药之辛温者，主升主散，不能降亦不能收。《本草纲目》说：“荆芥，入足厥阴经气分，其功长于祛风邪。”

（2）荆芥为轻扬之剂：荆芥，轻扬之剂，散风清血之药。《本草经疏》言其为：“入血分之风药也”。《本草备要》说：“荆芥，功本治风，又兼治血者，以其入风木之脏，即是藏血之地也。”《本草纲目》也认为：“盖厥阴乃风木也，主血而相火寄之。”

2. 临床应用 临床上荆芥主要用于清利头目。辟邪毒，利血脉，宣通五脏不足气。能发汗，除劳冷。《本草纲目》指出：荆芥“散瘀血，破结气，消疮毒”，并认为其治疗“风病、血病、疮病为要药”。

二、辛凉风药

本书所讨论的辛凉风药主要是指药性辛凉或辛平，具有升发清气作用的药物。用于治疗清气不升，气机下陷，内有郁热的病变。

（一）柴胡

柴胡微寒，味辛苦。归肝、胆、肺经。纯阳上升，为少阳、厥阴行经药。

1. 药性特点

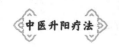

（1）能引清气而行阳道：李杲认为，柴胡“能引清气而行阳道”，“又能引胃气上行，升腾而行春令者”。能伍气药治经络之气，可同血药调脏腑之血。

（2）升发胆气：《本草纲目》认为“柴胡乃手足厥阴、少阳必用之药”。为升阳之法，每与益气之药同施；升举阴精，有益阴之助，须同滋阴之味为伍。能疏泄肝木，为肝郁所不舍；可消坚散结，为疡医所选用。引经报使，能入少阳厥阴。

李杲最善用升麻、柴胡。这是因为升麻是足阳明胃经之引经药，可升发脾胃之清阳；柴胡为足少阳胆经之引经药，可升发少阳春升之气，而胆气之能否升发，对脾胃升降功能之影响甚大。李杲说：“胆者，少阳春升之气，春气升则万化安，故胆气春升，则余脏从之；胆气不升，则飧泄、肠澼不一而起矣。”故此，“胃中清气在下，必加升麻、柴胡以引之”。柴胡常与升麻同用，以引清气上行。但柴胡引少阳清气，升麻引阳明清气。此即李杲喜用升麻、柴胡升阳之理。

2. 临床应用 常用的方子有升阳柴胡汤治青白翳，柴胡聪耳汤治“耳鸣耳聋”；柴胡调经汤治“经水不止”，柴胡丁香汤治“临经腰脐痛”，柴胡连翘汤治“马刀疮”，柴胡通经汤治“马刀疮”，黄芪肉桂柴胡酒煎汤治“附骨痈”，柴胡升麻汤治“妇人四肢发热”，柴胡半夏汤治呕吐见风复发。临床上李杲提出：“柴胡泻肝火，须用黄连佐之。欲上升则用根，酒浸；欲中及下降，则生用根，又治疮疡癖积之在左。十二经疮药中，须用以散诸经血结气聚，功用与连翘同。”

（二）葛根

葛根性凉，或多言其气平，味辛、甘。归脾、胃、肺经。《本草纲目》说：“葛根乃阳明经药，兼入脾经。”

1. 药性特点 《本经逢原》记载：“葛根轻浮，生用则升阳生津，熟用则鼓舞胃气。”葛根气味俱薄，其气轻浮，鼓舞胃气上行而生津液。具有升阳生津的作用。李杲谓：“干葛，其气轻浮，鼓舞胃气上行，生津液，又解肌热，治脾胃虚弱泄泻圣药也。”

2. 临床应用 有关葛根的临床应用，《伤寒论》中将其用于治疗邪入阳明，方如葛根汤、葛根黄芩黄连汤。张元素说：“用此（葛根）以断太阳入阳明之路，即非太阳药也，故仲景治太阳阳明合病，桂枝汤加麻黄、葛根也。又有葛根黄芩黄连解肌汤，是知葛根非太阳药，即阳明药。”“太阳初病，未入阳明，头痛者，不可便服葛根发之，若服之是引贼破家也，若头颅痛者可服之。”

李杲指出，葛根“治脾胃虚而渴，除胃热，善解酒毒，通行足阳明经之药”。葛花解酲汤用葛花取代葛根，治疗“饮酒太过”。七味白术散用葛根治胃虚作渴，清暑益气汤用葛根、黄柏以治暑伤阳明。

葛根经常与升麻相配以加强升发阳明邪气的作用。葛根若与柴胡相伍具有升胃气、利枢机、轻清开达的作用。

（三）桔梗

桔梗，气平，味辛、苦，归肺经。

1. 药性特点　味厚气轻，阳中之阴，升也。《重庆堂随笔》说：“桔梗，开肺气之结，宣心气之郁，上焦药也。肺气开则府气通，故亦治腹痛下利，昔人谓其升中有降者是矣。然毕竟升药，病属上焦实证而下焦无病者，固可用也。”

2. 临床应用　临床上桔梗用于治疗咽喉痛，利肺气。朱震亨用桔梗治疗咳嗽和痢疾。认为咳嗽“乃痰火之邪郁在肺中”，用桔梗以开之；痢疾腹痛“乃肺金之气郁在大肠”，也用桔梗以开之。朱肱《活人书》治胸中痞满不痛，用桔梗、枳壳，取其通肺利膈下气也；张仲景《伤寒论》治寒实结胸，用桔梗、贝母、巴豆，取其温中、消谷、破积也；又治肺痈唾脓，用桔梗、甘草，取其苦辛清肺，甘温泻火，又能排脓血、补内漏也。后人易名甘桔汤，通治咽喉口舌诸病。宋仁宗加荆芥、防风、连翘，遂名如圣汤，极言其验也。

（四）秦艽

秦艽性平或言其气微寒，味辛、苦。为手足阳明经药。

1. 药性特点　秦艽，苦能泄，辛能散，能通利。《本经逢原》曰：“秦艽，入手足阳明，以其去湿也；兼入肝胆，以其治风也。”

2. 临床应用　临床用秦艽治疗寒热邪气，寒湿风痹，下水，利小便，疗黄病骨蒸，治口噤及肠风泻血。《本草纲目》云：“秦艽……手足不遂，黄疸，烦渴之病须之，取其去阳明之湿热也。阳明有湿，则身体酸疼烦热，有热则日晡潮热骨蒸。”

临床中其常与柴胡相配。常用的以秦艽为主药的方子有秦艽白术丸、秦艽苍术汤、秦艽防风汤、秦艽羌活汤、秦艽当归汤等，可用于治疗各类痔疾。

（五）牛蒡子

牛蒡子，其性寒，或言其气平，味辛、若，归肺、胃经。

1. 药性特点　《本草经疏》认为该药“为散风除热解毒之要药。辛能散结，苦能泄热，热结散则脏气清明，故明目而补中”。《药品化义》云：“牛蒡子能升能降，力解热毒。味苦能清火，带辛能疏风。”

2. 临床应用　主明目，补中，除风，主风毒肿，利咽膈，吞一枚可出痈疽疮头。《药品化义》指出：“主治上部风痰，面目浮肿，咽喉不利，诸毒热壅，马刀瘰疬，颈项痰核，血热痘，时行疹子，皮肤瘾疹，凡肺经郁火，肺经风热，悉宜用此。”

李杲有黍黏子（牛蒡子）汤，方中用黍黏子配柴胡治疗“耳痛生疮”。

（六）薄荷

薄荷气凉，味辛。入手太阴肺经、足厥阴肝经。

1. 药性特点　“气味俱薄，浮而升，阳也。”《本草纲目》记载：“薄荷，辛能发散，凉能清利，专于消风散热。”《医学衷中参西录》说：“薄荷味辛，气清郁香窜，性平……其力能内透筋骨，外达肌表，宣通脏腑，贯串经络。”

2. 临床应用　临床上薄荷能“疗贼风伤寒，发汗主清利头目，破血利关节。治中风失音，小儿风痰”。故其治疗头痛，头风，眼目、咽喉、口齿诸病，小儿惊热及瘰疬、疮疥，为要药。与川芎配伍达巅顶，以导壅滞之热治头痛、失音，疗口齿，清咽喉。

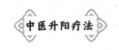

（七）前胡

前胡，气微寒，味辛、苦，归肺经。

1. 药性特点 《本草纲目》指出："前胡……乃手足太阴、阳明之药，与柴胡纯阳上升入少阳、厥阴者不同也。其功长于下气，故能治痰热喘嗽、痞膈呕逆诸疾。气下则火降，痰亦降矣，所以有推陈致新之绩，为痰气要药。"

2. 临床应用 临床上主痰满，胸胁中痞，心腹结气。治疗寒热实，明目益精，推陈致新，半夏为使。陶弘景认为前胡与柴胡同功。但本品长于下气，为化痰要药。

（八）升麻

升麻性微寒，或言其气平，味辛、微甘，归肺、脾、胃、大肠经，此为足阳明胃、足太阴脾行经药也。

1. 药性特点 升麻轻浮上行，也是"气味俱薄，浮而升"，引阳明清气上行，而柴胡引少阳清气上行。张元素认为其主要有四个方面的应用：一是手足阳明经的引经药；二是升阳气于至阴之下；三是去头面部及皮肤风邪；四是治阳明头痛。李杲认为："升麻，发散阳明风邪，升胃中清气，又引甘温之药上升，以补卫气之散而实其表，故元气不足者，用此于阴中升阳。又缓带脉之缩急。"同时认为："升麻，此足阳明胃、足太阴脾经行经药也。若补脾胃，非此药为引用，行其本经，不能补此二经。”

2. 临床应用 升麻能升散解表而治阳明头痛及肌表风邪，更长于升举清阳之气。李杲擅用升麻，取其升阳泻火、止泻、摄血、通窍。取其发散，在表以疏风散热，在里以发散郁火，而且又能疏泄肝气，祛风胜湿。凡胃虚伤冷，郁遏阳气于脾土者，宜升麻、葛根以升散其火郁。引人参、黄芪，非此引之，不能上行。

临床中常见的配伍有：升麻得葱白、香白芷，能走手阳明、太阴；配石膏，止阳明牙痛；配柴胡，能引“升发之气上行”。以升麻为主药的方剂有：升麻葛根汤发散阳明风寒，升麻补胃汤治“湿毒肠澼”，升麻托里汤治“黑头疮”，升麻调经汤治颌下瘰疬，升麻燥湿汤治“白带下”等。

第六章 升阳疗法的临床组方思路

明代医家王纶指出：东垣用药，如韩信将兵，多多益善，然而君臣佐使，相制相用，条理井然。其对李杲临床用药的特点，做了生动地概括。这也是李杲学术思想在临床用药中的体现。东垣处方药味虽多，但标本主次分明，配伍严谨。李杲在学术上重视人身胃气，倡“脾胃为血气阴阳之根蒂”，认为凡饮食劳倦每致脾胃升降失常，形成“谷气下流，阴火上冲”的内伤病证。在处方用药上，其力主用甘温之药以内养元气，用风药鼓荡升阳，体现出了用药广泛、组方精良、用量轻巧、忌伐胃气的用药特点。其特点具体可在他所著的《内外伤辨惑论》《脾胃论》《兰室秘藏》等书中体现。

周学海在《读医随笔》中指出："气亢于上，不可径抑也，审其有余不足，有余耶，先疏而散之，后清而降之，不足耶，先敛而固之，后重而镇之；气陷于下，不可径举也，审其有余不足，有余耶，先疏而散之，后开而提之，不足耶，先敛而固之，后兜而托之；气郁于内，不可径散也，审其有余不足，有余者，攻其实而汗自通……不足者，升其阳而表自退……气散于外，不可径敛也，审其有余不足，有余者……下其实而阳气内收，不足者……宜其阳而卫气外固，此皆治法之要妙也，苟不达此，而直升，直降，直敛，直散，鲜不偾事矣。"为升阳疗法在内的治疗气机升降出入异常的调理诸法提供了宝贵的借鉴经验。

第一节　风药与其他药物的配伍

一、风药与甘味药物的配伍

纵观李杲升阳诸方，可以看出他非常重视升阳风药与甘温药物的运用，临床中或单独运用，或相配伍而施，取得了卓越的疗效，为世人所称道。风药与甘温之品相配，其作用主要有两方面：一是能温运脾阳，化生血气；二是能升发阳气，散火除热。

（一）甘温运脾，化生血气

风药升阳与甘温之剂相配其主要的作用在于鼓舞气机，化生血气。其代表方为补中益气汤，其药物组成为黄芪、白术、陈皮、升麻、柴胡、人参、甘草、当归。

从这些方剂中可以看出两个基本配伍：一是人参、黄芪、甘草；二是黄芪、当归。都为甘温之品。

前三味药即人参、黄芪、甘草，组成了“黄芪汤”，用以治疗气虚。李杲指出：“脾虚者，由火邪乘其土位……当于心经中以甘温补土之源。”所以用“此三味皆甘温能补元气”。用此方变化而出的方剂，有常用的升阳补气汤、补中益气汤、升阳益胃汤、调中益气汤等。这些处方都有一个共同特点，就是方中都在人参、黄芪、甘草等甘温补元之品的基础上，分别加用了升麻、柴胡、防风、羌活、独活等风药。风药引甘温药补气升阳。李杲指出：“脾胃不足之证，须用升麻、柴胡苦平，味之薄者，阴中之阳，引脾胃中清气行于阳道及诸经，生发阴阳之气，以滋春气之和也。”

后两味即黄芪、当归。两者组成了当归补血汤，用以“治肌热，燥热，困渴引饮，目赤面红，昼夜不息。其脉洪大而虚，重按全无”的血虚证。由此方加减变化而来的方剂有芍药补气汤、助阳和血补气汤。在甘温之品中加入升阳风药，以促血速生。

纵观补气升阳诸方中升阳风药配甘温之药和/或补气药，有黄芪用量大于升麻、柴胡者，有升麻、柴胡用量大于黄芪者，也有其用量相同者。还应注意其配伍的特点。

1. 重用补气药 李杲提出：“治肝、心、肺、肾，有余不足，或补或泻，惟益脾胃之药为切。”升阳风药的用量通常小于补气药，如治疗肺之脾胃虚的升阳益胃汤，方中羌活、独活、柴胡量不及参、术、芪、草的三分之一，旨在欲升先补，调整脾胃。如升阳顺气汤中用黄芪一两、炙甘草五分、人参三分，约为全方十一味药量的一半；升阳益胃汤再加白术构成四味补气药的联用，量达四两三钱，亦为全方十四味药量的一半余。体现了李杲治疗脾胃虚弱，肺气受邪者，用药“黄芪最多，甘草次之，人参又次之”的配伍用药特点。

2. 注意寒热并用　注意寒热并用，补泻共施，如黄芪与升麻、柴胡配伍，升清阳而降阴火，顺应脏腑升降之势，升发阳气，而使脾气周流运转周身。升阳风药用量大于补气药，如治疗妇人经水不止的升阳举经汤，方中羌活、独活、柴胡、防风、藁本用量大于参、芪、术、草，取其风药性速，急引药达病所，升提阳气，以达补气摄血疗崩之功。

治疗上焦病变，病位虽居于上，然病本仍为脾胃不足，升麻量大亦可引清阳直入上焦，如益胃汤治疗头痛、温胃汤治疗鼻不闻香臭，助阳和血汤治疗目赤眵多。若遇急症，如亡血证，六脉空虚，用三黄补血汤，方中升麻、柴胡量大，取其风性迅速，引黄芪药力直达病所，欲补先升之意。

3. 灵活多变，药随病变　常用甘温之品时佐以养阴。为防止升阳风药过于辛燥，常合甘寒药，使得升阳而不燥。如升阳举经汤中既有甘温补气的人参、黄芪、白术、甘草，又有养阴益血的当归、白芍，两者之比为 2.4 ：1，功在助阳生阴，补气生血，用于治疗妇人经水不止者。如在治气虚肢麻的补气升阳和中汤中，补血养阴的当归、麦冬、白芍用量大于升麻、柴胡、防风药量，使风药升阳而不致温燥耗阴。

为防止湿邪困阻脾胃，影响气血的生化，通常在升阳、甘温之剂中配伍燥湿药，以达到升阳胜湿健脾的目的。如治疗肠澼下血的升阳除湿防风汤，方中防风用量约为苍术、茯苓用量的 1/20，风药用量小于除湿药用量，体现了以除湿为主、升阳为辅的治疗原则。而升阳除湿汤中羌活、防风、升麻、柴胡与苍术、猪苓、泽泻用量相等，风药与除湿药用量相等，具有“自下而上引而去之”协同作用，专治脾虚肠鸣泄泻。

4. 辛甘相伍，善用药对 升阳风药与甘味药物的药对在临床中有着广泛的应用。柴胡与炙甘草配伍：柴胡疏肝理气，入少阳经，炙甘草补脾而缓急，两者配伍能达疏肝理气而缓急止痛的功效，常治疗胁痛。黄芪与升麻配伍：两者均能升举中气。黄芪补气，升麻升胃阳，相配能升阳举陷，黄芪量应倍于升麻，治气虚下陷的崩漏、脱肛、子宫脱垂等症。黄芪生用有托毒生肌的作用，升麻生用清热解毒。两者同用则借升麻辛散解毒和黄芪补托之性，具有托透邪毒之功。升麻与炙甘草配伍：升麻性微寒，味甘辛，有疏散风热、透疹解毒、升阳举陷的功效，善入脾胃经，李时珍称其为“脾胃引经最要药”。炙甘草有补益脾气之功。两者合用借升麻的引经作用和升阳举陷之功，治疗中焦脾胃气虚之证。柴胡与黄芪配伍：柴胡辛、苦，微寒，味薄气升为阳，主阳气下陷，能引清气上行，而平少阳、厥阴之邪热。《医学启源》载其“善除本经头痛，非他药所能止”。黄芪甘温，具有补肺气，温三焦，壮脾胃，泻阴火、解肌热的作用。在临床中常用于气虚、久病虚弱、疮疡痈疽下陷等。

柴胡与当归配伍在《太平惠民和剂局方》中的逍遥散中出现过。柴胡辛、苦，微寒，清轻升散，又长于疏肝解郁，治气机不舒的胸胁胀满，并能升肝胆清阳之气，宣畅气血。当归甘润补血，辛散温通，既能养血调经，又能活血止痛，有温而能润、补而能行的功效，为血病要药，与柴胡相配既可疏肝又可行血养血。升麻与当归配伍：升麻甘辛微寒，轻浮上行，既能升散，又能清泄，而更以升举清阳之气为长。当归甘补辛散，苦泄温通，为血中之气药，既能补血，又能活血，可用治一切血证。二药配伍应用配伍，升麻升举清阳，清气得升则浊气得降，辅以当归养血润燥滑肠，使润肠通便之功增强，主要治疗血虚气弱之大便秘结不通，伴有头晕乏力、气短懒言等。两者还同时出现于《脾胃论》的清胃散中。但是在此方中后世医家认为当归是用以佐制寒凉药生地、丹皮过于凉血清热，升麻是用以升散透发、宣达郁遏之伏火的。从用于治疗疮疡塌陷、气血不足来看，两者性味一寒一温，寒可清热，温可活血补血，两者同用能达宣透温通、活血止痛之功。如升麻托里汤治疮顶陷下，作黑眼子。当归与羌活配伍：两者都有辛温之性，羌活长于散寒解表，为治疗四时风寒湿表证所常用，又善于祛风除湿，通痹止痛，是治风寒湿痹之要药。当归长于补血调经，活血止痛，润肠通便。清代《本草备要》认为当归“血滞能通，血虚能补，血燥能润，血乱能抚”。从性味及功效特点来看，羌活味辛，发散性强，易产生化燥之弊，当归味辛甘润，有濡润之效，两者燥湿相济，在治疗风寒痹痛方面有相使的作用。

（二）升发阳气，散火除热

风药与甘温之剂相配的第二个重要的作用在于风药升阳，配甘温之剂以除热。《素问·生气通天论》指出：“体若燔炭，汗出而散。”用风药以疏散表热，这在中医学中已成为定论。但李杲用升阳风药治疗肌表发热其目的有所不同。这种表热实为内伤脾胃而成，并非表邪所致。指出：“以手扪之而肌表热者，表证也。只服补中益气汤一二服，得微汗则已。非正发汗，乃阴阳气和，自然汗出也。”所以，李杲用风药，以补气升阳而疏泻内热。指出：“甚热之气，则汗发之”“如阴覆其阳，火热不得伸，宜汗之”。并进一步解释指出：“泻阴火以诸风药，升发阳气以滋肝胆之用，是令阳气生，上出于阴分，末用辛甘温药接其升药，使大发散于阳分，而令走九窍也。”从而创立了“升阳散火”法，用于治疗“热伏地中”或“胃虚过食冷物，郁遏阳气于脾土之中”的伏火热病。代表方有升阳散火汤、火郁汤、散热饮子等，用了大剂风药如升麻、柴胡、葛根、防风、羌活、独活等。

在运用风药以升阳散火的同时，常配伍人参、黄芪等甘温之品，以助升散除热。补中益气汤就是甘温除热法的代表方剂，方中黄芪为君，柴胡、升麻为使，共奏益气升阳而补脾胃退虚热之效。李杲认为，“黄芪与人参、甘草三味，为除燥热肌热之圣药”，益元气而补中焦，补中升阳，使脾胃之气升发，元气随之充旺，元气旺则阴火消，燥热亦能随之而去，是治本而除产生阴火之源。并明确指出“盖温能除大热，大忌苦寒之药泻胃土耳”，充分体现了李杲治内伤发热的用药特色。因而李杲所拟益气诸方，大都选用黄芪为君。柴胡、升麻皆属质轻味薄之品，李杲用其升发阳气，升散郁火，克服了甘温壅滞、苦寒伤阳的弊端。

在运用升阳风药以升阳散火的同时还应注意其与酸味药物、寒性药物的配伍。

《素问·至真要大论》云：“热淫于内，治以咸寒，佐以甘苦，以酸收之。”故李杲常在升阳甘温之剂中伍以酸味之品，如芍药或五味子以助除热。方如人参芍药汤、清神益气汤等剂。李杲认为：芍药“酸味能泻肝而大补肺金”“致脾土中金旺火衰”，而“五味子之酸以泻火，补庚大肠与肺金”。

李杲在强调“甘温除热”的同时，不排除甘寒泻火的作用，指出：“惟当以甘温之剂，补其中，升其阳，甘寒以泻其火则愈。”“以甘寒之剂泻热补气”，故常在甘温升阳之剂中伍以甘寒之品。如天门冬“保肺气，治血热侵肺，上喘气促”；麦门冬“治肺中伏火”；生地黄“治手足心热及心热，能益肾水而治血”；知母“泻肾中火”“凉心去热”。方剂如治疗火热内盛所致目疾内障的升阳柴胡汤，在用升阳风药的同时配以当归、白芍养阴为主，合知母微泻阴火，共奏甘苦合化，清泻阴火之作用。

二、风药与苦味药物的配伍

（一）苦辛合用，透泻阴火

苦寒清热，以直泻火毒，若阴火太甚，当苦寒直折泻火。通常在升阳与甘温的药物中，配以黄芩、黄连、黄柏等苦寒之味，以苦寒直折泻火。李杲也常将这三类药物合用，处方中常包括：人参、黄芪、苍术、甘草（甘温）；黄连、黄芩、石膏，或加黄柏、知母（苦寒）；柴胡、升麻、羌活（风升）。如升阳调经汤中用龙胆草泻肝胆火，黄连泻心火，黄芩泻肺火，知母泻胃火，黄柏泻肾火，五药合用直泻火毒，与方中升麻、葛根、炙甘草、当归等相配伍，临床用于治疗瘰疬证。

东垣用“三黄”，分上中下三焦，黄芩走上焦，黄连行中焦，黄柏入下焦。《兰室秘藏·疮疡门》载：“假令在上焦，加黄芩一半酒洗，一半生用；在中焦，加黄连一半酒洗，一半生用；在下焦，则加酒制黄柏……”有学者统计，《内外伤辨惑论》《脾胃论》《兰室秘藏》三书共载方 324 首，用药 253 味。其中《兰室秘藏》载方 282 首，运用“三黄”或其中一二味者有 143 首；《内外伤辨惑论》载方 46 首，其中运用“三黄”者有 14 首；《脾胃论》载方 61 首，运用“三黄”者有 21 首。由此可见李杲虽强调温补脾胃、升发阳气，但并不完全禁忌苦寒之品。

（二）苦寒降火，以清火乘土位

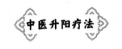

“火与元气不两立”，阴火盛则元气弱，元气弱则脾胃亏虚，清气下陷，更使阴火得以上冲，侵害脾胃，所谓“火乘土位”。因此，在治疗时寓苦寒降火于益气升阳中，标本兼施，使升降有序，则元气旺，阴火自清。如补脾胃泻阴火升阳汤，治饮食劳倦，损伤脾胃，阳气下陷，阴火上乘。方中重用柴胡为主，以羌活、升麻为辅，升举下陷之阳气；佐以人参、黄芪、苍术、炙甘草补益脾胃之元气；使以苦寒之黄芩、黄连及甘寒之石膏，降泻阴火。标本兼顾，补泻同施。若见肾经及督、任、冲三脉火旺，再加黄柏、知母清降火邪。共使阳气升达，阴火潜降，阴阳相济，热退病除。又如清胃散，治因服补胃热药，而致上下牙痛不可忍，牵引头脑满热，发大痛，此足阳明别络入脑也。喜寒恶热，此阳明经中热盛而作也。方用黄连清胃热，与风药升麻配合使用以发散郁火，伍以生地、当归、丹皮凉血活血，则诸症可除。

（三）苦寒直折，以防升散太过

苦寒药可防止风药升散过猛导致郁热冲激上逆，更加耗伤元气。而风药辛散走窜之性，亦可防止因苦寒药性沉降阴凝而加重脾虚气郁之势。苦辛合用，相制为用，可起到透泻阴火、疏利肝胆的作用。阴火过盛，不仅有消耗元气，损伤肾阴之虑，还可使肝胆更为郁结，治疗时稍佐黄柏、黄连、知母等苦寒之品，可“降其阴火，以救肾水”，又可通过黄芩、龙胆草等清泻肝胆之郁热，使肝郁易于开透疏解。常用苦寒药有黄芩、黄连、黄柏、栀子、龙胆草、大黄、知母、苦参、木通、茵陈、瞿麦等。其中以黄芩、黄连、黄柏应用最多。

第二节 升阳风药的随经配伍

李杲重视经络生理病理的研究，他在继承《伤寒论》六经辨证的基础上提出了经络辨证在内伤杂病中运用的意义。认为经络为人身元气的通路，指出："故心肺在上，脾胃在中，肝肾在下，三焦元气游行其间，通行十二经脉。"因此，调理经脉气机，在治疗内伤杂病的过程中有着十分重要的意义。

一、分经用药，激发经气

《脾胃论》指出："分经用药，有所据焉。"提出了经络用药规律。所谓的"分经用药"也即分经论治。就是针对不同的经络病变，进行选方用药。李杲在治疗上采取了分经论治的方法。如《脾胃论·分经随病制方》指出："如肩背痛不可回顾，此手太阳气郁而不行，以风药散之。如脊痛项强，腰似折，项似拔，上冲头痛者，乃足太阳经之不行也，以羌活胜湿汤主之。"李杲在治疗时根据各经病变的不同特点配以不同的归经用药，如太阳经用羌活、防风；阳明经用葛根、白芷、升麻；少阳经用柴胡等。

二、手足同名，经气互通

李杲认为手足同名经其气血相似，所主病候相类，治法亦然。指出："大抵为手足经气血一般，更为所主者同，此则上下同法。"但是在随选药物的时候可以根据各经经气特点加以调整应用，并用歌诀对六经用药做了生动的描述："小肠膀胱属太阳，藁本羌活是本方。三焦胆与肝包络，少阳厥阴柴胡强。阳明大肠兼足胃，葛根白芷升麻当。太阴肺脉中焦起，白芷升麻葱白乡。脾经少与肺经异，升麻芍药白者详。少阴心经独活主，肾经独活加桂良。通经用此药为使，更有何病到膏肓。"

三、多经相配，协调经气

李杲在注重分经用药的同时，十分重视各经络间气机的相互影响和作用，在临床中经常将作用于不同经络的升阳风药相伍，调节、协调各脏腑、经络的气机运行，维持平衡，发挥出更好的治疗效果。葛根与升麻相配以加强升发阳明邪气的作用；柴胡与葛根相伍具有升胃气、利枢机、轻清开达的作用；独活常与羌活合用，可祛风胜湿，透利关节；独活伍以细辛，治少阴经头痛如神。升麻与柴胡相配二药均有散热、提举的作用，但升麻升阳明之清气，柴胡升肝胆之清阳。二药相须为用，入补气和血剂中，治阳气虚陷的久痢脱肛、子宫脱垂；入泻火解毒剂中，能泄热解毒，治头面丹毒及火毒肿痛诸症。防风与羌活相伍，两者同属于辛温解表药，性味相同，都有祛风止痛的作用，相须为用，能增强功效，可用于风寒诸症。如王好古的《此事难知》中就记载了防风与羌活同用的九味羌活汤，与苍术、白芷、细辛、川芎等同用，除风湿止疼痛效力更好，可治外感风寒湿邪的头痛、肢体疼痛。柴胡与羌活配伍，柴胡升阳散表泄热，羌活散风、祛寒湿止痛，相配有和解退热、祛风湿止痛之功，用于治疗脾虚湿盛而见的身重、肢体酸疼、口苦咽干等症状。

四、协调升降，反佐从权

调理脾胃，如果不明升降浮沉之理，当升反降、当浮反沉，就会出现相互间的差误，对机体无益反损，因而在治疗脾胃病时，十分重视从整体调理升降之机。论中列举自身脾胃治验和治愈枢判白文举、范天骒之妻因素有脾胃虚损而他医误投苦寒生变的实例，强调治疗脾胃病不得滥用苦寒，当于升补脾胃阳气中，斟酌应用黄柏、生甘草、黄连、麦冬、石膏等药以反佐，使阴火潜降而阳气升浮。若升降矛盾表现为通降不顺为主，则每于降火通泻药中，反佐升麻、柴胡以遂生升之性，令阳气上升而不下迫。总之，在把握升浮与沉降的环节上，或升中兼降，或降中兼升；或寓升于降，欲降先升，皆视脾胃之衰旺，从权应用反佐药，相反相成，使脾胃健运而阴阳升降之气趋于平衡。

第三节　风药运用与时令变化

《素问·宝命全形论》指出："人以天地之气生，四时之法成。"中医强调天人合一的思想，强调"必先岁气，无伐天和"。机体的生理功能和病理改变，都会随着四时气候的季节性改变而出现相应的改变。李杲根据不同的季节有不同的气和候的变化，认为制方当依随时令，他在《脾胃论·脾胃将理法》中根据《内经》必先岁气，毋伐天和，是为至治的理论，提出："无伐生生之气。皆此常道也。"结合春夏秋冬四季寒热温凉气候的变化调整用药，以适应春生、夏长、长夏化、秋收、冬藏的变化规律。正如李杲指出："必本四时升降之理，汗下吐利之宜。"

一、春季方药选用

《素问·四气调神大论》说："生而勿杀，予而勿夺，赏而勿罚，此春气之应，养生之道也。"就是指春天阳气升发、万物始生，要顺应自然，不能克伐生机。春天治疗法则是要注意阳气的升发。《脾胃论·用药宜禁论》指出："春宜吐，象万物之发生，耕、耨、科、斫，使阳气之郁者易达也。"

初春之时，气候转暖，但寒气仍未尽退，加上雨水增多，脾胃易虚，生化传输功能下降，正气不足，肌肤疏松，寒湿随风邪侵入人体。在治疗上若用辛温发散不仅不能发散风寒邪气，反而会因为过用辛温发散药物消耗本来已经不足的阳气，若用辛燥化湿之药物则会损伤脾胃之津液，加重清阳不升、精微不布、浊阴阻滞的病理状态，故选用补中益气汤为基本处方，以方中黄芪、人参、白术、甘草、当归益气健脾，生化气血加升麻、柴胡以升发春生之气。正如《本草纲目》所言："升麻引阳明清气上行，柴胡引少阳清气上行。"

《脾胃论·饮食劳倦所伤始为热中论》："黄芪（病甚，劳役热者一钱），甘草（以上各五分，炙），人参（去芦，三分，有嗽去之）。以上三味，除湿热、烦热之圣药也。当归身（二分，酒焙干，或日干，以和血脉），橘皮（不去白，二分或三分，以导滞气，又能益元气，得诸甘药乃可，若独用泻脾胃），升麻（二分或三分，引胃气上腾而复其本位，便是行春升之令），柴胡（二分或三分，引清气，行少阳之气上升），白术（三分，降胃中热，利腰脐间血）。上件药㕮咀，都作一服，水二盏，煎至一盏，量气弱气盛，临病斟酌水盏大小，去柤，食远，稍热服。如伤之重者，不过二服而愈；若病日久者，以权立加减法治之……如风湿相搏，一身尽痛，加羌活、防风、藁本根，以上各五分，升麻、苍术以上各一钱，勿用五苓，所以然者，为风药已能胜湿，故别作一服与之；如病去，勿再服，以诸风之药，损人元气，而益其病故也。"

二、夏季方药选用

《素问·四气调神大论》："此夏气之应，养长之道也。"夏日炎炎，是万物生长最快的时期，机体要顺应夏天养长的自然规律。炎热潮湿的夏天也是机体最容易遭受暑湿邪气的侵袭的时候。治疗原则是适应长养，不克伐阳气。《脾胃论·用药宜禁论》曰："夏宜汗，象万物之浮而有余也。"

暑天感邪，湿热留恋者，治之以清暑益气汤。《脾胃论·长夏湿热胃困尤甚用清暑益气汤论》："时当长夏，湿热大胜，蒸

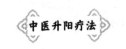

蒸而炽，人感之多四肢困倦，精神短少，懒于动作，胸满气促，肢节沉疼；或气高而喘，身热而烦，心下膨痞，小便黄而数，大便溏而频，或痢出黄如糜，或如泔色；或渴或不渴，不思饮食，自汗体重；或汗少者，血先病而气不病也。其脉中得洪缓，若湿气相搏，必加之以迟，迟、病虽互换少瘥，其天暑湿令则一也。宜以清燥之剂治之。《内经》曰：阳气者，卫外而为固也，炅则气泄。今暑邪干卫，故身热自汗，以黄芪甘温补之为君；人参、橘皮、当归、甘草，甘微温，补中益气为臣；苍术、白术、泽泻，渗利而除湿，升麻、葛根，甘苦平，善解肌热，又以风胜湿也。湿胜则食不消而作痞满，故炒曲甘辛，青皮辛温，消食快气，肾恶燥，急食辛以润之，故以黄柏苦辛寒，借甘味泻热补水虚者滋其化源；以人参、五味子、麦门冬，酸甘微寒，救天暑之伤于庚金为佐。”

脾肺亏虚，暑热耗气，阴火内闭者，治之以黄芪人参汤。《脾胃论·脾胃虚弱随时为病随病制方》指出：“夫脾胃虚弱，必上焦之气不足，遇夏天气热盛，损伤元气，怠惰嗜卧，四肢不收，精神不足，两脚痿软，遇早晚寒厥，日高之后，阳气将旺，复热如火，乃阴阳气血俱不足，故或热厥而阴虚，或寒厥而气虚。口不知味，目中溜火，而视物䀮䀮无所见。小便频数，大便难而结秘。胃脘当心而痛，两胁痛或急缩。脐下周围，如绳束之急，甚则如刀刺，腹难舒伸。胸中闭塞，时显呕哕，或有痰嗽，口沃白沫，舌强。腰、背、胛眼皆痛，头痛时作。食不下，或食入即饱，全不思食。自汗尤甚，若阴气覆在皮毛之上。皆天气之热助本病也，乃庚大肠，辛肺金为热所乘而作。当先助元气，理治庚辛之不足，黄芪人参汤主之。”

“黄芪人参汤：黄芪（一钱，如自汗过多，更加一钱），升麻（六分），人参（去芦）、橘皮（不去白）、麦门冬（去心）、苍术（无汗更加五分）、白术（以上各五分），黄柏（酒洗，以救水之源）、炒曲（以上各三分），当归身（酒洗）、炙甘草（以上各二分），五味子（九个），上件同㕮咀。都作一服，水二盏，煎至一盏，去柤，稍热服，食远或空心服之。忌酒、湿面、大料物之类，及过食冷物。”

如果出现化源不足，源绝肾亏，可用清燥汤。

《脾胃论·湿热成痿肺金受邪论》指出：“绝寒水生化之源，源绝则肾亏，痿厥之病大作，腰以下痿软瘫痪，不能动，行走不正，两足欹侧。以清燥汤主之。”

清燥汤：黄连（去须），酒黄柏、柴胡（以上各一分），麦门冬、当归身、生地黄、炙甘草、猪苓、神曲（以上各二分），人参、白茯苓、升麻（以上各三分），橘皮、白术、泽泻（以上各五分），苍术（一钱），黄芪（一钱五分）、五味子（九枚）。上㕮咀，如麻豆大。每服半两，水二盏半，煎至一盏，去渣，稍热，空心服。

三、秋季方药选用

《素问·四气调神大论》曰：“早卧早起，与鸡俱兴，使志安宁，以缓秋刑，收敛神气，使秋气平，无外其志，使肺气

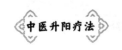

清，此秋气之应，养收之道也。”秋天是收获的季节，万物收敛，人体应顺应秋气下降收敛的规律。

秋季的治疗原则以敛降趋下趋内为宜。《脾胃论·用药宜禁论》曰：“秋宜下，象万物之收成，推陈致新，而使阳气易收也。”秋季暑热秋凉交替，如为秋凉外束，湿热未退，肺脾两虚，则治以升阳健脾，散寒化湿，用升阳益胃汤。《脾胃论·肺之脾胃虚论》：“脾胃之虚，怠惰嗜卧，四肢不收，时值秋燥令行，湿热少退，体重节痛，口苦舌干，食无味，大便不调，小便频数，不嗜食，食不消。兼见肺病，洒淅恶寒，惨惨不乐，面色恶而不和，乃阳气不伸故也。当升阳益胃，名之曰升阳益胃汤。”

“升阳益胃汤：黄芪（二两），半夏（汤洗，此一味脉涩者宜用）、人参（去芦）、甘草（炙，以上各一两），防风（以其秋旺，故以辛温泻之）、白芍药、羌活、独活（以上各五钱），橘皮（连穰，四钱），茯苓（小便利、不渴者勿用）、泽泻（不淋勿用）、柴胡、白术（以上各三钱），黄连（二钱）。何故秋旺用人参、白术、芍药之类反补肺？为脾胃虚则肺最受病，故因时而补，易为力也。上㕮咀。每服三钱，生姜五片，枣二枚，去核，水三盏，同煎至一盏，去柤，温服，早饭、午饭之间服之。禁忌如前。其药渐加至五钱止。服药后，如小便罢而病加增剧，是不宜利小便，当少去茯苓、泽泻。若喜食，初一二日不可饱食，恐胃再伤，以药力尚少，胃气不得转运升发也。须薄滋味之食，或美食助其药力，益升浮之气而滋其胃气也。慎不可淡食以损药力，而助邪气之降沉也。可以小役形体，使胃与药得转运升发，慎勿大劳役使气复伤。若脾胃得安静尤佳。若胃气少觉强壮，少食果以助谷药之力。经云：五谷为养，五果为助者也。”

四、冬季方药选用

《素问·四气调神大论》曰：“此冬气之应，养藏之道也。”冬季阳气固密，气候寒冷，万物潜藏，草木零落。机体在生理上，要顺应沉降潜藏规律，阳气与阴精不能轻易地外泄。《脾胃论·用药宜禁论》提出：“冬周密，象万物之闭藏，使阳气不动也。”

冬季的治疗原则应以温养固密为宜，阳气能潜藏，不妄动真阳。如气阴不足，外感寒邪者，用麻黄人参芍药汤；如果脾胃亏虚，不任外寒用草豆蔻丸；如果脾肾亏虚，内有阳气下陷，外有寒邪束表，上热下寒者运用神圣复气汤进行治疗。

《脾胃论·调理脾胃治验治法用药若不明升降浮沉差互反损论》记载了麻黄人参芍药汤的组成与用法：“人参（益三焦元气不足而实其表也）、麦门冬（以上各三分），桂枝（以补表虚）、当归身（和血养血，各五分），麻黄（去其外寒）、炙甘草（补其脾）、白芍药、黄芪（以上各一钱），五味子（二个，安其肺气），上件㕮咀，都作一服，水三盏，煮麻黄一味，令沸，去沫，至二盏，入余药，同煎至一盏，去渣，热服，临卧。”

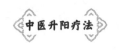

第七章 升阳疗法应用的证治规律探索

第一节 阴火热病的实质及证治规律

金元时期是中医发展的鼎盛时期，形成了以“刘、张、李、朱”四大家为代表的不同医学流派，蔚然而成变革、繁盛的大观局面。这一局面的形成却蕴含着深层的社会原因。战乱频繁、政局动荡，使得饥民遍野、瘟疫肆虐，临床医家积极地开展临床实践活动以应对这一局面。李杲在这一动乱的年代里，经历了兵乱后大批民众发病、死亡。他“推明前哲之余论，历举近世之变故”，在临床实践中发现不仅外感寒热诸邪，而且饮食内伤也可导致热病，指出：“脾证始得，则气高而喘，身热而烦，其脉洪大而头痛，或渴不止……不任风寒，乃生寒热。”这种“热病”显然与张仲景的“伤寒”发热有别，与刘完素的“热病”不同。这种能让成千上万人在短期内染病的疾病，当属瘟疫范畴。因其病起于饮食所伤，有类于西医学中的消化道传染性疾病。李杲的这些学术思想主要反映在其所著的《内外伤辨惑论》《脾胃论》《兰室秘藏》等书中。对后世医学，特别是温病学的发展产生了深刻的影响。

一、阴火热病的病机及临床特点

（一）阴火热病的病机

《内外伤辨惑论·辨阴证阳证》记载：“向者壬辰改元，京师戒严，迨三月下旬，受敌者凡半月，解围之后，都人之不受病者，万无一二，既病而死者，继踵而不绝。都门十有二所，每日各门所送，多者二千，少者不下一千，似此者几三月，此百万人岂俱感风寒外伤者耶？大抵人在围城中，饮食不节，及劳役所伤，不待言而知。由其朝饥暮饱，起居不时，寒温所失，动经三两月，胃气亏之久矣，一旦饱食太过，感而伤人，而又调治失宜，其死也无疑矣。”这里李杲说明了胃肠道传染病发病的两大要素。一是胃气亏虚，元气不足，机体抗病能力减弱，是发病的关键。其指出：“元气之充足，皆由脾胃之气无所伤，而后能滋养元气。若胃气之本弱，饮食自倍，则脾胃之气既伤，而元气亦不能充，而诸病之所由生也。”这也正是李杲“内伤脾胃，百病由生”著名论点的依据所在。二是饮食不节可以“感而伤人”，即食邪伤人。其认为：“其所伤之物，寒热温凉，生硬柔软，所伤不一。”说明了机体可因感受饮食不同的寒热邪气而罹病。指出：“辛热之物，酒肉之类”可“遗留食之热性”“重伤元气”；“若伤生冷硬物”可“遗留食之寒性”“重泻其阳”。

饮食从口入胃，其寒热之邪盘踞中土，其病由内而向外发。这与外感寒热之邪，其病从皮毛由表入内截然不同。但同样可以导致机体阴阳之乱，气机之逆而生寒热之变。

（二）阴火热病的临床特点

1. 阴火内伏气分与血分 李杲指出：若“脾胃虚衰，元气不足，而心火独盛。心火者，阴火也”，导致“热伏地中”“胃伏火”而发热。

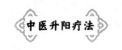

阴火内伏于脾胃有两种情况：一是火伏于气分，如《脾胃论·脾胃胜衰论》指出：“又有善食而瘦者，胃伏火邪于气分则能食”；二是火伏于血分，如“阴火乘土位，清气不生，阳道不行，乃阴血伏火”。其临床发热特点为：“夫百病昼则增剧，夜则安静，是阳病有余，乃气病而血不病也。百病夜则增剧，昼则安，是阴病有余，乃血病而气不病也。”

病理上阴火内伏可以耗气伤血，阳气失其升浮之性，如李杲所言：“脾胃气虚，不能升浮，为阴火伤其生发之气，荣血大亏，荣气不营，阴火炽盛，是血中伏火日渐煎熬。”又曰：“诸阳气根于阴血中，阴血受火邪则阴盛，阴盛则上乘阳分，而阳道不行，无生发升腾之气也。”导致五脏六腑受累，则变证丛生，如“冲脉伏火”“肝肾伏热”“肾间伏火”等病证。

故李杲指出：“气伤脏乃病，脏病则形乃应，是五脏六腑真气皆不足也。惟阴火独旺，上乘阳分，故荣卫失守，诸病生也。其中变化，皆由中气不足，乃能生发耳。”

2. 五脏伏火及其热象 关于五脏热象，李杲在《医学发明》中总结出“三法”“五等”。所谓三法即指用手扪摸身体，用以测知体热的三种不同方法。指出：“夫五脏有邪，各有身热，其状各异，以手扪摸有三法：以轻手扪之则热，重按之则不热，是热在皮毛血脉也；重按之至筋骨之分则热蒸手极甚，轻手则不热，是邪在筋骨之间也；轻手扪之不热，重加力以按之不热，不轻不重按之而热，是在筋骨之上，皮毛血脉之下，乃热在肌肉也。”

所谓“五等”，即指五脏各有不同的热象表现：“肺热者，轻手乃得，但微按全无，是瞥瞥然见于皮毛之上，日西尤甚，乃皮毛之热”；“心热者……微按至皮肤之下，肌肉之上，轻手乃得……是热在血脉，日中太甚”；“脾热者，轻手扪之不热，重按至筋骨又不热，不轻不重，在轻手重手之间，热在肌肉，遇夜尤甚”；肝热者，重按之肌肉之下，至骨之上，寅卯间尤甚，乃热在筋；肾热者，轻手重手俱不热，如重手按至骨分，其热蒸手如火，其热在骨。

二、阴火热病的治疗原则与方法

从以上分析可知，伏火热病的核心是阳气不升，阴火内伏。在治疗上李杲提出了“甘温升阳除热”大法。其最著名的代表方为补中益气汤。分析其药物组成，反映了李杲治疗热病的两个基本原则。

（一）体若燔炭，汗出而散

用风药以疏散表热，这在中医学中已成为定论。但李杲用升阳风药治疗肌表发热的目的不同于此。这种表热实为内伤脾胃而成，并非表邪所致。指出：“以手扪之而肌表热者，表证也。只服补中益气汤一二服，得微汗则已。非正发汗，乃阴阳气和，自然汗出也。”所以，李杲用风药，以补气升阳而疏泄内热。其指出：“甚热之气，则汗发之”“如阴覆其阳，火热不得伸，宜汗之”。并进一步解释指出：“泻阴火，以诸风药，升发阳气，以滋肝胆之用，是令阳气生，上出于阴分。”从而创立了“升阳散火”法，用于治疗“热伏地中”或“胃虚过食冷物，郁遏阳气于脾土之中”的伏火热病。代表方有升阳散火汤、火郁汤、散热饮子等，用了大剂风药如升麻、柴胡、葛根、防风、羌活、独活等。如治疗脾胃阳气受损的诸脏火郁证的升阳散火汤，采用柴胡发少阳之火，升麻、葛根发阳明之火，羌活发太阳之火，独活发少阴之火，共达诸风药上行，发越郁热之效。

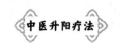

在运用风药以升阳散火的同时李杲还常进行两种配伍：一是伍以人参、黄芪等甘温之品，以助升散除热，方如升阳散火汤、升阳益胃汤；二是配以苦寒之味，以滋清热泻火，方如散热饮子、清神益气汤等。

（二）热淫于内，甘以泻之

纵观李杲的著作，其用补中益气汤加减化裁方约有 40 首，从这些方剂中可以看出两个基本方的组成：一是人参、黄芪、甘草；二是黄芪、当归。都为甘温之品。前者为“黄芪汤”，用以治疗气虚发热。他指出：“脾虚者，由火邪乘其土位……当于心经中以甘温补土之源。”“此三味皆甘温能补元气，甘能泻火。”用此方变化而出的方剂有调中益气汤等。后者为当归补血汤，用以“治肌热，燥热，困渴引饮，目赤面红，昼夜不息。其脉洪大而虚，重按全无”的血虚发热。其变化方如补中益气汤等。

李杲在强调“甘温除热”的同时不排除甘苦合化泻火的作

用，指出："惟当以甘温之剂，补其中，升其阳，甘寒以泻其火则愈。""以甘寒之剂泻热补气"，故常在甘温升阳之剂中伍以甘寒之品。如天门冬"保肺气""治血热侵肺，上喘气促"；麦门冬治"肺中伏火"；生地黄"治手足心热及心热""能益肾水而治血"；知母"泻肾中火""凉心去热"。如治疗火热内盛所致目疾内障的升阳柴胡汤，用当归、白芍养阴为主，合知母微泻阴火，共奏甘苦合化，清泻阴火之作用。

《素问·至真要大论》云："热淫于内，治以咸寒，佐以甘苦，以酸收之。"故李杲常在甘温之剂中伍以酸味之品，如芍药或五味子以助除热。方如人参芍药汤、清神益气汤等。李杲认为：芍药"酸味泻肝而大补肺金""致脾土中金旺火衰"，而"五味子之酸以泻火，补庚大肠与肺金"。

（三）苦寒直折，以泻其火

若阴火太甚，通常在升阳与甘温的药物中，配以龙胆草、黄芩、黄连、黄柏、知母等苦寒之味，以清热泻火，苦寒直折。例如，在升阳调经汤中用龙胆草泻肝胆火，黄连、连翘泻心火，黄芩泻肺火，知母泻胃火，黄柏泻肾火，诸药合用直泻火毒。

李杲也常将这三法合用，善用甘温苦寒潜降阴火：如治脾虚火升的补脾胃泻火升阳汤，方中人参、黄芪、甘草是黄芩、黄连量的二倍，旨在以甘温补气为主而利于清泻阴火，以苦寒清热为辅而利于升发阳气。体现了东垣对立统一的用药规律。

总之，李杲上承《内经》、伤寒理论。在临床实践中，逐渐形成了阴火热病的理论体系及证治规律，为后世治疗热病树立了规范，促进了明清温病学派的兴起与发展。

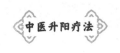

三、医案赏析

火郁案

戊申有一贫士，七月中病脾胃虚弱，气促憔悴，因与人参芍药汤……既愈，继而冬居旷室，卧热炕而吐血数次。予谓此人久虚弱，附脐有形，而有大热在内，上气不足，阳气外虚，当补表之阳气，泻里之虚热。冬居旷室，衣服复单薄，是重虚其阳。表有大寒，壅遏里热，火邪不得舒伸，故血出于口。因思仲景太阳伤寒，当以麻黄汤发汗，而不与之，遂成衄血，却与之立愈，与此甚同。因与麻黄人参芍药汤。

麻黄人参芍药汤：人参（益三焦元气不足而实其表也）、麦门冬已上各三分，桂枝（以补表虚）、当归身（和血养血）各五分，麻黄（去其外寒）、炙甘草（补其脾）、白芍药、黄芪已上各一钱，五味子二个（安其肺气）。上件㕮咀，都作一服，水三盏，煮麻黄一味，令沸去沫，至二盏，入余药同煎至一盏，去柤，热服，临卧（引自《脾胃论·调理脾胃治验治法用药若不明升降浮沉差互反损论》）。

按语：脾胃居中州，是气机升降的枢纽，脾升胃降有序，则气运调畅。内伤脾胃，则气机升降失调，清阳不升，则下陷地中，而成火郁为患。李杲指出："治男子妇人四肢发热、肌热、筋痹热、骨髓中热、发困、热如燎、扪之烙手，此病多因血虚而得之，或胃虚过食冷物，抑遏阳气于脾土，火郁则发之。”本案患者脾胃素虚，复感寒邪，火邪内蕴不得舒伸。故用麻黄、桂枝以散表寒之邪，使火郁得发。

第二节 风药升阳治疗郁证的规律

在金元四大家中，人们但知朱震亨为治郁大家，一方越鞠丸治遍天下郁家，却忽略了李杲对郁证证治的重大贡献。李杲从脾胃立论，分析了脾胃在气机运行中的重要作用，阐发了《内经》“火郁发之”的理论，提出了“风药发郁”的重要临床思路，并对郁证采取分经论治的方法，为后世治郁大法别开新面。

一、立论宗脾胃，首明虚实病机

郁证产生的机制为气血运行不畅。因外邪阻遏气机成郁者言其实；而因内虚不能运行气血者，言其虚。李杲指出：“外伤风寒者，故其气壅盛而有余，内伤饮食劳役者，其口鼻中皆气短促，不足以息。”然而，虚实之郁皆不离气机的滞与蕴，而气机蕴滞的根源在于脾胃。

《素问·阴阳应象大论》指出：“谷气通于脾……六经为川，肠胃为海。”“五脏皆得胃气乃能通利”，说明了脾胃为气机运行的中枢，人体脏腑之气的升降、交通、相济为用，全赖脾胃居中的斡旋作用。故李杲指出：“胃虚则五脏、六腑、十二经、十五络、四肢皆不得营运之气。”因此，脾胃虚弱则全身气衰，气运因而阻滞不畅。故李杲进一步指出：“何为曲？内伤胃气是也；何为直，而升发胃气是也。”在临床中李杲把调理脾胃功能，恢复气机升降之性作为调治郁证的关键，并创立了以补中益气汤和调中益气汤为代表的解郁诸方。如李杲认为补中益气汤不仅可以治疗“饮食失节，寒温不适则脾胃乃伤”，同样用于“喜、怒、忧、恐，损耗元气”致使“脾胃之气下流，使谷气不得升浮”，而成气机下陷内郁之患。调中益气汤即补中益气汤易白术为苍术，去当归加木香而成，以加强调中醒脾，行气解郁的功能。并明确指出在运用本方治疗郁证时应注意配合精神调摄，才能发挥更好的治疗效果。指出“宁心绝思，药必神效”。并根据气郁的不同情况采取了不同的加减法：如患者心下有忧滞郁结之事，加青木香、缩砂仁、白豆蔻仁；胸中气滞加青皮；胁下痛或缩急加柴胡。

二、施治宜通，大法风药发郁

郁证从“发”论治，始见于《内经》。《素问》言：“火郁发之。”王冰注曰：发，“谓汗之，令其疏散也”。张介宾《类经》则指出：“发，发越也……故当因其势而解之、散之、升之、扬之，如开其窗、如揭其被，皆谓之发，非独止于汗也。”李杲则在《内经》基础上不仅将“发”法用之于“火郁”，而用风药以发诸郁，为治郁大法别开一面。

首先，李杲认为，风药能引脾胃清气出坤土，顺应脾胃升清之性，以调气解郁。如李杲认为火郁证的产生为“热伏地中”

或“胃虚过食冷物，郁遏阳气于脾土之中”，其代表方为火郁汤、升阳散火汤等，方中皆采用了风药升麻、葛根、防风之属。其次，李杲认为风药能助肝胆升发少阳春生之气，指出其作用为：“引脾胃中清气行于阳道及诸经，生发阴阳之气，以滋春气之和也。”故在临床中常配伍柴胡以鼓荡少阳春生之气。只有清气升腾，才能气运有序，则诸郁自解。因此，李杲用“风药发郁”不只是局限于火郁证的治疗，而是通治一切之郁。故虚郁则升发，用补中益气汤，在大剂参芪补药之中伍以升麻、柴胡；湿郁则化发，取羌活胜湿汤、除风湿羌活汤等，用羌活、独活、防风、柴胡等；寒郁则温发，用麻黄柴胡升麻汤；气郁则疏发，用散滞气汤、破滞气汤；血郁则活发，用通幽汤等。无不配以风升药物，以鼓舞气化，疏通气机的郁滞。

三、因势利导，分经疏滞解郁

李杲重视经络生理病理的研究，在继承《伤寒论》六经辨证的基础上提出了六经辨证在内伤杂病运用意义。认为手足同名经其气血相似，所主病候相类，治法亦然。指出：“大抵为手足经气血一般，更为所主者同，此则上下同法。”同时认为经络为人身元气的通路，指出：“故心肺在上，脾胃在中，肝肾在下，三焦元气游行其间，通行十二经脉。”因此，调理经脉气机对于治疗郁证有着十分重要的意义。所以李杲对郁证的治疗采取了分经论治的方法。如《脾胃论·分经随病制方》指出：“如肩背痛不可回顾，此手太阳气郁而不行，以风药散之。”又说：“如脊痛项强，腰似折，项似拔，上冲头痛者，乃足太阳经之不行也，以羌活胜湿汤主之。”治郁大家朱震亨正是在此基础上总结指出：“火郁可发，当看何经。”李杲在治疗郁证时根据各经郁滞的不同特点配以不同的归经用药，归纳李杲诸卷，其疏解各经气机郁滞的用药规律大致可归纳为如下：太阳经：羌活、藁本；阳明经：白芷、升麻、葛根；少阳经：柴胡、青皮；太阳经：白芷、升麻；厥阴经：青皮、柴胡；少阴经；独活、防己。

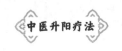

四、医案赏析

气郁案

范天骕夫人，先因劳役饮食失节，加之忧思气结，病心腹胀满，旦食则不能暮食，两胁刺痛。诊其脉弦而细，至夜浊阴之气当降而不降，䐜胀尤甚。大抵阳主运化，饮食劳倦损伤脾胃，阳气不能运化精微，聚而不散，故为胀满。先灸中脘，乃胃之募穴，引胃中生发之气，上行阳道，又以前药助之，使浊阴之气，自此而降矣。

木香顺气汤：木香三分，厚朴姜制四分，青皮去白、陈皮、益智仁、白茯苓去皮、泽泻、干生姜、半夏汤洗、吴茱萸汤洗，各二分，当归五分，升麻、柴胡各一分，草豆蔻面裹烧，去皮，三分，苍术泔浸，三分。上㕮咀，都作一服，水二大盏，煎至一盏，去滓大温服，食前。忌生冷硬物及怒。（引自《医学发明》）

按语：《素问·阴阳应象大论》指出：“清气在下，则生飧泄；

浊气在上，则生䐜胀。”李杲言：“浊气在上，而扰清阳之气，郁而不伸以为䐜胀。”可见，李杲论病，重在中土。内伤脾胃，必致阳气不能升发，故用甘温养胃，借辛散风药助肝胆之用，鼓荡春生之气，畅达气机于内，使清气升腾，气运有序，而无郁闭气乱。故李杲言：“《经》云：留者行之，结者散之。以柴胡、升麻苦平，行少阳、阳明二经，发散清气，运行阳分为君。”

李杲为医林大家、治内伤病之宗师，治病重在中土，以调理脾胃气机的升降出入为其治病基本大法。对郁证的治疗也不例外。

第三节 升阳风药治疗痹证的规律

李杲将痹证分为实证和虚证两大类。实证主要指外感风湿邪气所致的身体疼痛之证；虚证主要指内伤元气，脾虚不运，湿邪留恋，所致的身体疼痛之证。并独创性地提出了“风能胜湿”理论。

一、风能胜湿，以除实证痹痛

对于痹证所致的身体疼痛，其产生的主要病理机制是风寒湿邪入侵，损伤脾胃，脾主运化和升清功能遭到破坏，机体气血生成不足，导致机体的抵抗力低下，经脉气血运行阻滞，从而产生痹证。

李杲根据《素问·至真要大论》所说的“诸风掉眩，皆属于肝”“诸湿肿满，皆属于脾”等理论，提出“风能胜湿”理论

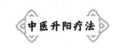

以治疗因感受外来风寒湿邪所致的痹痛，但他并不是机械地根据归纳演绎出来的方法来进行治疗，而是通过长期的临床实践，发现祛风类药物如羌活、防风等不仅有祛风通络、散寒除湿止痛的功能，同时还具有升腾向上、疏通气机的功能。他在《脾胃论·脾胃胜衰论》中强调“以诸风药升发阳气以滋肝胆之用”，常选用羌活、独活、防风等药。《珍珠囊补遗药性赋》指出：羌活，味苦、甘、平，性微温，无毒，升也，阴中之阳也。其用有四：散肌表八风之邪；利周身八节之痛……除新旧风湿之证，乃手、足太阳表、里引经药也。独活，味甘、平，性微温，无毒。升也，阴中之阳也。其用有二：诸风掉眩，颈项难伸；风寒湿痹，两足不用。乃为足少阴之引经药。防风，味甘、辛，性温，无毒，升也，阳也。其用有二：以气味能泻肺金；以体用通疗诸风。从而驱邪外出，达到治疗风湿类疾病的目的。代表方如《脾胃论·分经随病制方》之羌活胜湿汤。

当然，临证时不可拘泥于一方一法，应当在此基础上，根据辨证，随证灵活加减。如他在《兰室秘藏·腰痛门》等章节提出，还可加升麻（味苦、平，性微寒，无毒。升也，阴中之阳也。其用有四……引诸药游行四经；升阳气于至阴之下）、柴胡（味苦、平，性微寒，无毒。升也，阴中之阳也。其用有四……在肌主气上行；经手、足少阳表、里四经之药也，升举阳气）。如果湿气甚，加苍术、白术（味甘，性温，无毒。可升可降，阳也。其用有四：利水道，有除湿之功；强脾胃，有进食之效）、茯苓、泽泻（味甘、咸，性寒，无毒。降也，阳中之阴也。其用……疗水病湿肿为灵丹)；偏于热，加黄柏(味苦，性寒，无毒。沉也，阴也。其用有五：泻下焦隐伏之龙火)、黄芩(味苦、平，性寒，无毒。可升可降，阴也。其用有四……泻肺火……泻大肠火，养阴退阳……除风湿留热于肌表……滋化源退热于膀胱)；偏于寒，加麻黄(味苦、甘，性温，无毒。升也，阴中之阳也。其用……散寒邪而发表)；如有瘀血，加归尾、苏木、红花、桃仁；如有血虚，加归身、熟地(味甘、苦，性温，无毒。沉也，阴也……活血气，封填骨髓；滋肾水，补益真阴)。

二、益气升阳，以疗虚证痹痛

对于因素体脾胃损伤，气血生成不足，机体抵抗力低下，而又受到风寒湿等外界不良刺激所产生的痹证，并非单用羌活、防风等诸风药来调动机体抵抗外邪的积极性就可以达到治疗的目的。因为这时人体的气血不足，不能充分地营养全身的脏腑，无力抵抗外界刺激对机体产生的不良影响才是矛盾的主要方面。因此，只有补益气血，使人体的气血充足，增强人体的免疫功能，提高机体的抵抗力，才能驱邪外出。故而李杲在羌活、独活、防风等诸风药的基础上，又选用人参(味甘、性温，无毒。升也，阳也……止渴生津液；和中益元气)、炙甘草(味甘、平，无毒……炙之则温……炙则健脾胃而和中)等药来补充机体生生之气，增强机体的免疫功能，加强机体抗邪外出的战斗力，从而治疗风湿类疾病。如果患者伴有烦热症状，这是由于对机体有用的营养成分向上输送不及，而对人体无用的多余水分和糟粕向下输送而排出体外的能力也减退，多余水分和糟粕停留体内，郁滞日久，反而向上逆行，化为阴火所致。因此，李杲又选用黄柏、黄芩等苦寒降火药来潜降阴火，于是，补中、益气、升阳、降火合用，从而达到治疗风湿类疾病的目的。代表方剂如《脾胃论·分经随病制方》的通气防风汤（柴胡、升麻、黄芪各一钱，人参、防风、羌活、橘皮、甘草各五分，藁本三分，青皮、白豆蔻、黄柏各二分）。同样，如果伴有湿邪，又可加入苍术、防己、猪苓、白术、泽泻等利水渗湿药物来引导水湿外出，如《兰室秘藏·腰痛门》之拈痛汤（白术五分，人参、升麻、葛根、苦参、苍术各二钱，防风、知母、泽泻、猪苓、当归身各三钱，酒炒黄芩、茵陈、炙甘草、羌活各五钱）；如脾胃呆滞，则又可加入苍术、陈皮、草豆蔻、砂仁以醒脾运脾，如《兰室秘藏·腰痛门》之羌活苍术汤（炙甘草、黄柏、草豆蔻、生甘草、葛根各五分，陈皮六分，柴胡七分半，升麻、独活、缩砂仁、苍术各一钱，防风一钱五分，黄芪二钱，知母二钱五分，羌活三钱）。

三、升阳散火，以清阴火热痹

如果脾胃气机呆滞，机体脏腑的营养不足，生理功能低下，于是病理产物就会堆积过度，从而产生阴火，使脾气下陷，阴火上冲，出现五心烦热这一症状。李杲又发明升阳散火这一方法来治疗，用升麻、葛根来引脾胃中的清气上行于阳道，用防风升发阳气以滋肝胆之用，共同刺激和调动机体的积极性来治疗疾病，代表方如《兰室秘藏·杂病门》之火郁汤（升麻、葛根、柴胡、白芍药各一两，防风、甘草各五钱）；如果火热较盛，则要考虑是元气受到损伤，除加强上述升阳药外，还要用人参、炙甘草等药来补充元气，提高机体的免疫功能，代表方如《脾胃论·调理脾胃治验》之升阳散火汤（生甘草二钱，防风二钱五分，炙甘草三钱，升麻、葛根、独活、白芍药、羌活、人参各五钱，柴胡八钱）；如果还伴有湿邪，出现关节疼痛，又要继续选加苍术来辅助机体以除湿，代表方如《兰室秘藏·自汗门》之解表升麻汤（升麻、羌活、苍术各一钱，防风八分，柴胡、甘草各七分，当归、藁本各五分，橘皮三分）。

四、医案赏析

腰痛案

丁未冬，曹通甫自河南来，有役人小翟，露宿寒湿之地，腰痛不能转侧，两胁搐急作痛，已经月余不愈矣。《腰痛论》中说：皆为足太阳、足少阴血络中有凝血作痛，间有一二证属少阳胆经外络脉病，皆宜去血络之凝乃愈。其《内经》有云：冬三月，禁不得用针，只宜服药，通其经络，破其血络中败血，以此药主之。

川芎肉桂汤：酒汉防己、防风已上各三分，炒神曲、独活已上各五分，川芎、柴胡、肉桂、当归梢、炙甘草、苍术已上各一钱，羌活一钱五分，桃仁五个（去皮尖，研如泥），上㕮咀，都作一服，好酒三大盏，煎至一大盏，去渣，稍热，食远服（引自《兰室秘藏·腰痛门》）。

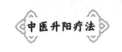

按语：《素问·五脏生成》指出："卧出而风吹之，血凝于肤者为痹，凝于脉者为泣，凝于足者为厥。"本案患者因露宿寒湿之地，寒凝经脉，阳气升腾无力，血行不畅，气血蕴滞，而成凝血作痛。李杲指出："病隐于经络间，阳不升则经不行。"在治疗上李杲强调"善治血者，不治有形之血，而求之无形之气"。故用羌活、独活等风药通络行气，以化经脉血郁，则"破其血络中败血"。

第四节　升阳疗法治疗消渴病的规律

李杲在《素问·阴阳别论》"二阳结谓之消"等理论的基础上，对消渴一病的论治独具一格，其主要思想与方法反映在《兰室秘藏》一书中。他认为消渴之致病原因是："数食甘美而多肥。"其病机有二：一是津血不足；二是血中伏火。其病理环节为"燥热为病"。并分别提出："高消者，舌上赤脉，大渴引饮"，高消即上消；"中消者，善食而瘦，自汗，大便硬，小便数"；"下消者，烦躁引饮，耳轮焦干，小便如膏"。在论治方面，李杲有七方：即和血益气汤、当归润燥汤、生津甘露汤、辛润缓肌汤、甘草石膏汤、甘露膏、生津甘露饮子。

一、升发脾阳，以降阴火

李杲重视脾胃的功能，而脾为阴土，喜燥而恶湿，性降主升；胃为阳土，喜润而恶燥，性升主降。认为消渴病本为“数食甘美而多肥”之病。肥甘生热助湿，湿则伤脾阳，热则败胃阴。久之，脾胃俱伤，则“阴阳反作”，致清者不升，浊者不降，令人内热中满。所以李杲说：“夫脾胃不足……是阳气不足，阴气有余……阴盛则上乘阳分，而阳道不行，无生发升腾之气也。”无生发升腾之气则脾不能散精，上归于肺。亦不能为胃行其津液。而致心经阴火上乘，见舌上赤脉，及大渴引饮；水道干枯，故“大便硬”；水精不布，五经不行，肌肉失养故“瘦”，脾既病其气不升反而降，失其升清之功，则津液精微趋下，注于小肠，渗于膀胱，则“小便数”“小便如膏”。

在治疗上李杲根据《灵枢·官能》“从下上者，引而去之”的理论，采用升麻、柴胡等体轻味薄之风药，以升发脾阳，俾脾阳一升，则“散精”于肺，亦能“为胃行其津液”，使津上承，亦即清阳“发腠理”“出上窍”“走五脏”而不下泄。分析其治疗消渴七方，用升麻（1~2钱）者有共有七方，用柴胡（3分~1钱）者有六方，用防风（5分~1钱）者有四方，用荆芥穗（1钱）者有二方，用细辛（1分）者有三方，用羌活（5分~1钱）者有二方，以升发脾阳。清代陈念祖给予了充分的肯定，指出：“以燥脾之药治之”“必假之焰釜薪而腾阳气，是以谷入于阴，长气于阳，上输华盖，下摄州都，五脏六腑皆以受气矣”。

除此之外，在消渴病中用这类药还取其升散阴火的作用。

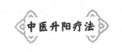

《内经》指出："郁则发之。"李杲认为，消渴的根本在于"血中伏火"，认为："火与元气不两立，一胜则一负。"提出"泻阴火，以诸风药，升发阳气，以滋肝胆之用，是令阳气生，上出于阴分"。故用风药以升阳散阴火。并根据阴火伏于不同的部位提出了不同的用药，如升散郁于太阳经之阴火可用归太阳经的防风、羌活；升散少阳经之伏火可用归少阳经的柴胡；升散阳明经之伏火可用归阳明经的升麻；升散少阴经之伏火，可用归少阴经的细辛等。但考虑到许多升阳风药辛温助火太过，《脾胃论·脾胃胜衰论》指出："有辛甘温药者，非独用也，复有甘苦大寒之剂，亦非独用也。"所以，在临床应用时加上石膏、甘草甘寒折热补气，或黄芩、黄连、栀子、知母之苦寒清热补水。

二、活血润燥，安胃肃肺

李杲认为脾胃为后天之本、气血生化之源，脾胃虚弱则气血无以得养，指出："夫脾胃不足，皆为血病。"在《兰室秘藏·饮食劳倦门·脾胃虚损论》亦曰："况胃主血所生病，为所伤物者，有形之物也，皆是血病。"认为"若阴中火旺，上腾于天，致六阳反不衰而上充者"，消渴本为津血不足，血中伏火。在治疗上要采用活血的方法，提出："先去五脏之血络，引而下行。"使五脏得补、气血调和、经隧畅通、清气得升，津液始能"和调于五脏，洒陈于六腑"，使得精微归于常道，消渴自止。

在李杲治疗消渴的七方中，用活血的药物桃仁者（1钱）有五方，用红花（少许）者有五方，用当归（6分~1钱）者有六方。用上三药等活血、润燥、和血则胃安。同时活血药还有助于柴胡、升麻等升散郁结于经中之阴火。李杲为采用活血法治疗消渴开了先河。

肺有宣肺、肃肺的功能，在津液的输布过程中起到“通调水道，下输膀胱，水精四布，五经并行”的作用。在消渴的治疗上润燥肃肺可以助通调水道。

在李杲治疗消渴的七方中，用杏仁（6 ~ 10 个）者有六方。杏仁味苦、性微温，可润肠通便，导热下行，对机体的气机起到降的作用，还可与升麻、柴胡之升相偕，一升一降，相得益彰，使清者自升，浊者自降，使得浊阴“出下窍”，“归六腑”。

三、医案赏析

脾虚消中案

江汝洁治介塘程澂，六脉举指俱弦长，重指俱大而略实，二尺盛于寸关。经曰：弦者阳也，长者阳也，实大者皆阳也。又曰：下坚上虚病在脾。则知阳胜而阴虚，足阳明太阴俱有火邪。是以土得火则燥，亏生发之源，失转运之机，上焦不行，下脘不通，浊气下流，肌肉销灼，日久失疗，渐成下消之候。良医弗为也。治须滋足阳明、太阴之营气，兼发散土中之火邪。俾得以行乾健之运，则阴阳升降，气血调和也。以甘草六分，白芍二钱，人参三钱，升麻、干葛各一钱半。水煎服，数剂而安。（引自《名医类案·消中》）

按语：脾胃虚弱，元气被遏，阴火上冲，土得火燥，清气不升，浊阴不降，渐成消渴。所以在治疗上要益气升清，散火降浊，故用人参、甘草配升麻、干葛以补气升清，生津润燥，加白芍养血凉血而和血，本案“六脉举指俱弦长，重指俱大而略实，二尺盛于寸关”，一派阳盛火热之象，拟可加入石膏、黄连等品。

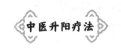

第五节　六经病辨治析略

作为治疗内伤杂病的大家，李杲不仅重视脏腑生理病理的研究，同时重视经络生理病理的研究，在继承《伤寒论》六经辨证的基础上极力倡导以阴阳六经辨证为主体的治病思想，认为张仲景六经辨证不只是为伤寒而设，还可作为内伤杂病辨证纲领，厘定六经定法，总结出六经辨证在内伤杂病辨治过程中应用的规律。

一、经络为元气通道，阳明是经脉之海

李杲通晓阴阳之理和气机的升降出入学说，并且特别重视元气在维持机体生理功能方面的重要作用。认为内伤病的形成，乃是元气不足的结果，而经络为人身元气的通路，指出：“故心肺在上，脾胃在中，肝肾在下，三焦元气游行其间，通行十二经脉。”因此，维持元气的饱满和经络的畅通对于维持机体正常的功能活动有着十分重要的作用。脾胃是元气之本，而元气的生成和输布有赖于脾胃运化和升清降浊的功能正常。正如李杲所说：“足阳明为十二经之海，主经营之气，诸经皆禀之。”

又说："胃为十二经之海，十二经皆禀血气，滋养于身。脾受胃之禀，行其气血也。"脾胃伤则元气衰，元气衰则经络虚而疾病所由生。所以"脾胃既虚，十二经之邪不一而出"。

李杲认为疾病产生时均可以出现气机郁滞，而气机郁滞的根源在于脾胃。所以他指出："五脏皆得胃气乃能通利。"说明了脾胃为气机运行的中枢。因此，在临床中李杲把调理脾胃功能、恢复气机升降之性作为调治疾病的关键，并创立了以补中益气汤和调中益气汤为代表的益气升阳诸方以治疗内伤诸疾。

二、分经为随病制方，治病纳升阳风药

李杲在继承《伤寒论》六经辨证的基础上将六经辨证应用于内伤杂病的诊治中。《脾胃论·用药宜禁论》指出："分经用药，有所据焉。"

李杲提出了阴阳六经用药规律。随病分经制方，并采用升阳风药治病。如太阳用羌活、黄柏；阳明用白芷、升麻、石膏；少阳用柴胡、青皮；太阴用白芍药；少阴用知母；厥阴用青皮、柴胡等。

同时李杲认为，手足同名经，因其气血相似，经气相通，在治疗上也可相互为用。

三、医案赏析

挛急案

灵寿县董监军，癸卯冬大雪时，因事到真定，忽觉有风气

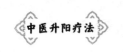

暴至，诊候得六脉俱弦甚，按之洪实有力，其证手挛急，大便秘涩，面赤热，此风寒始至加于身也……芍药（五分），升麻、葛根、人参、当归身、炙甘草已上各一钱，酒黄柏、桂枝已上各二钱，上锉如麻豆大，都作一服，水二大盏，煎至一盏，热服，不拘时。令暖房中近火，摩搓其手。（引自《兰室秘藏·自汗门》）

按语：四肢者，脾也，以风寒之邪伤之，则搐急而挛痹，乃风淫末疾而寒在外也。《内经》曰“寒则筋挛”，正谓此也。本人素饮酒，内有实热乘于肠胃之间，故大便秘涩，而面赤热，内者手足阳明受邪，外者足太阴脾经受风寒之邪，用桂枝、甘草以却其寒邪，而缓其急搐，又以黄柏之苦寒以泻实而润燥，急救肾水，用升麻、葛根以升阳气，行手足阳明之经，不令遏绝，更以桂枝辛热入手阳明之经为引用，润燥，复以芍药、甘草专补脾气，使不受风寒之邪而退木邪，专益肺金也，加人参以补元气，为之辅佐，加当归身去里急而和血润燥。

下篇 升阳疗法的临床应用

第八章 升阳驱邪法

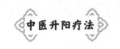

升阳驱邪就是指运用升阳的方法，达到消除病邪以愈病的治疗方法。这里的病邪主要是指风、寒、暑、湿、燥、火、毒七种致病邪气。这七种毒邪不仅可以由外感人而入内，大多还可由内而生，停留体内引起脏腑功能失常，气血运行失常。所以升阳驱邪法包括了升阳除湿、升阳散寒、升阳祛风、升阳退火、升阳解暑、升阳润燥等诸多方法。

第一节 升阳除湿法

升阳除湿法是指应用升阳的方法以化湿、燥湿、渗湿，达到祛除湿邪、治疗湿证的目的。

一、升阳化湿法

运用升阳的方法，宣化体表湿浊的方法，称为升阳化湿法。病变主要在皮肤、肌腠、经络等浅表部位。

（一）代表方

代表方为除风湿羌活汤、羌活胜湿汤、独活汤等。

除风湿羌活汤用于治疗“风湿相搏，一身尽痛”。由羌活9g，防风、升麻、柴胡各6g，藁本、苍术各3g组成。

羌活胜湿汤主要用于肩背痛不可回顾，脊痛项强，腰似折，项似拔。其药物组成有羌活、独活各6g，藁本、防风、炙甘草、川芎各3g，蔓荆子1.5g，上㕮咀，都作一服，水二盏，煎至一盏，去渣，大温服，空心食前。

独活汤治因劳役导致腰痛如折，沉重如山之证。由炙甘草6g，羌活、防风、独活、大黄、泽泻、肉桂各9g，当归梢、连翘各15g，酒汉防己、酒黄柏各30g，桃仁30个。上㕮咀，每服15 g，酒半盏，水一大盏半，煎至一盏，去渣，热服。

（二）临床应用

1. 古案赏析

湿困泄利案

癸卯岁六七月间，淫雨阴寒逾月不止，时人多病泄利，乃湿多成五泄故也。一日，予体重肢节疼痛，大便泄并下者三，而小便闭塞。

今客邪寒湿之淫，从外而入里，以暴加之……故必用升阳风药即瘥。以羌活、独活、柴胡、升麻各一钱，防风根截半钱，炙甘草根截半钱，同㕮咀，水四中盏，煎至一盏，去柤，稍热服。（引自《脾胃论·调理脾胃治验治法用药若不明升降浮沉差互反损论》）

按语：浊阴不降，则湿浊之邪泛溢肌表，困阻经脉，阻碍了气机的运行，导致湿郁为病。《素问·五运行大论》曰：“风胜湿。”李杲《兰室秘藏》指出：“圣人立治之法，既湿气大胜，以所胜治之，助甲风木上升是也。”又言：“大法云：湿寒之胜，助风以平之。”故用羌活、防风等风药，以鼓舞阳气，升散寒邪。

2. 临证治验

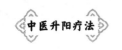

朱月娥，女，74岁，退休教师，初诊时间：2006年10月5日。

因左膝疼痛反复3年加重2周入院，患者于近3年来左膝疼痛反复发作，常在阴冷天或雨天加重，两周前关节疼痛再次发作。左节略肿，浮髌试验（+），余关节未见红肿，无畸形，左下肢肿胀，非凹陷性，膝部X线检查示骨质增生性改变。舌质红，苔白厚，脉滑。

中医诊断：痹证，肝肾不足，寒湿阻络。

西医诊断：膝关节炎。

治疗原则：补益肝肾，散寒化湿。

选方用药：独活寄生汤加减。

桑寄生12g、独活12g、防风6g、秦艽15g、淡附片6g（先煎）、白芍12g、川芎6g、茯苓15g、当归12g、生地20g、甘草5g、薏苡仁30g、牛膝6g、苍术6g、黄柏12g。5剂，水煎，每日1剂，分2次服。

按语：老年肝肾不足，素体虚弱，风寒湿邪乘虚侵袭，阴化太过，寒湿注于经络，留于关节，局部气血痹阻，不通则痛，发为痹证。老年体虚痹证，治当顾护气血及肝肾。方中独活、防风、秦艽、苍术、薏苡仁祛风除湿，淡附片散寒止痛，茯苓、甘草、当归、川芎、地黄、芍药补益气血，牛膝、桑寄生补养肝肾。寒湿郁久化热，故加黄柏清热。

二、升阳燥湿法

运用升阳风药，以燥胜湿，清除体内湿浊的方法，称为升阳燥湿法。其主治病证的病变部位主要在里。适用于湿邪蕴结于中下二焦者。

（一）代表方

代表方为苍术汤、羌活苍术汤。

苍术汤治疗治湿热腰腿疼痛。药物组成主要为防风、黄柏各3g，柴胡6g，苍术9g。上都作一服，水二大盏，煎至一盏，去渣，空心服。

羌活苍术汤由炙甘草、黄柏、草豆蔻、生甘草、葛根各1.5g，橘皮1.8g，柴胡2g，升麻、独活、缩砂仁、苍术各3g，防风4.5g，黄芪6g，知母7.5g，羌活9g组成。用于治“脚膝无力沉重”。

（二）临床应用

1. 古案赏析

湿着痹痛案

赵养葵治一人，宦游京师，病腿肿发热不能履地，众以为腿痈，延赵视之，扶掖而出，赵曰非痈也，以补中益气汤加羌活、防风各一钱，一服如失，次日乘马来谢。(引自《续名医类案·湿》)

按语：气虚之体，脾胃虚弱，风湿之邪，流注关节，闭阻气血而成痹，故非痈也。故用补中益气汤健脾益气除湿，加用羌活、防风以加强除湿祛风通络，所以服药后其病如失，如桴鼓相应。

2. 临证治验

饮酒腹泻案

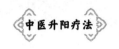

王某，女，41岁，干部，初诊时间：2001年2月16日。

近两年来患者每当饮用啤酒后便会出现大便泄泻，日行三四次。泻前腹痛，泻后疼痛减轻。伴有全身困倦乏力，尤以脚膝无力沉重明显，纳食不佳。舌淡红，苔厚白而腻，脉濡。

中医诊断：泄泻，湿浊中阻。

西医诊断：慢性肠炎。

治疗原则：升阳化湿，健脾助运。

选方用药：羌活苍术汤加味。

炙甘草3g、黄柏10g、草豆蔻5g、葛根10g、橘皮3g、柴胡10g、升麻10g、独活10g、缩砂仁3g冲服、苍术10g、防风10g、黄芪15g、知母10g、羌活10g。3剂，每日1剂，水煎服。

三日后复诊述服药1剂后泄泻腹痛顿除，脚膝无力沉重也有明显减轻，纳食稍佳。继用原方治疗半个月，诸症缓解，随访半年腹泻未发。

按语：患者饮酒过度，湿浊内生，困阻中焦，脾运失司，精微不得转输，水湿不得运化。清浊不分而下泄，欲治其泻，必取风药升发阳气，用葛根、柴胡、升麻、独活、防风、羌活等诸风药鼓荡调脾胃气机。此例药证相符，取效迅捷。

三、升阳渗湿法

运用升阳风药，以通利小便，排除停蓄于体内的水湿之邪，可以解除由水湿停蓄引起的各种病症的方法，称为升阳渗湿法。其所主治病证的病变部位主要在里。适用于水湿之邪停聚于里，病在中下焦为主。

（一）代表方

其代表方茯苓渗湿汤出自《东垣试效方·小儿门》，药物组成为麻黄、桂枝各2g，杏仁2个，草豆蔻、厚朴、神曲各2g，柴胡1g，羌活2g，白术0.5g，吴茱萸2g，升麻1g，苍术、泽泻、茯苓、猪苓、橘红各2g，青皮、黄连各3g，黄柏2g。以上都作一服，水一大盏，煎至七分，去渣，大温服，食前。主治小儿面色萎黄，腹膜胀，食不下。

（二）临床应用

1. 古案赏析

湿留肾着案

江应宿治嘉兴钱举人，每逢阴雨则腰膝沉重如带千钱，不能步履，人肥而脉沉缓，此湿病也，投茯苓渗湿丸、二陈加苍术、羌活、黄芩而愈。（引自《名医类案·湿》）

按语：湿重之体，逢阴雨湿气，流注于腰膝而成肾着，治以升阳渗湿，投茯苓渗湿丸而愈。

2. 临证治验

风水泛滥案

王某某，女，16岁，学生。未婚。2001年4月24日初诊。

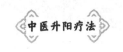

外出途中感寒，回家后周身酸痛，发热微恶风寒，咽喉疼痛。7 天后发现眼睑浮肿，继则颜面四肢浮肿，小便红赤，请中医诊治。症见：发热，微恶风寒，肢体酸楚，无汗，口渴，心烦，咽痛，周身浮肿，尿少色黄，便秘。T37.5℃，P85 次 /min，R18 次 /min，BP120/78mmHg。神志清，精神不振，面色略红，咽部充血，双侧扁桃体肿大。舌质红，苔黄腻，脉浮数。尿蛋白（++），红细胞（++），颗粒管型 0 ~ 1 个 /HP。24 小时尿蛋白定量 2.09g/24h。血常规无异常。尿红细胞位相显微镜检查：多形型占 80%，均一型占 20%。BUN6.0mmol/L，SCr130μmol/L。

中医诊断：水肿，水湿泛滥。

西医诊断：急性肾小球肾炎。

治疗原则：祛风宣肺，升阳渗湿。

选方用药：茯苓渗湿汤（《东垣试效方・小儿门》）加减。

麻黄 5g、桂枝 3g、杏仁 10g、草豆蔻 5g、神曲 5g、柴胡 10g、羌活 5g、白术 10g、吴茱萸 3g、升麻 5g、泽泻 10g、茯苓 10g、猪苓 10g、青皮 3g、黄连 3g（另调服）、黄柏 10g、藕节炭 10g、白茅根 30g。5 剂，每日 1 剂，水煎服。

服药 5 剂后小便增多，尿色转清，浮肿有明显好转。继用茯苓渗湿汤加减治疗一个月，诸症缓解。

按语：患者途中感寒，风邪袭肺，肺失宣降，通调失司，水道不通，风遏水阻，溢于肌肤，则成周身浮肿。用茯苓渗湿汤取麻黄、桂枝、柴胡、升麻、羌活等升阳祛风；用黄连、黄柏等药以清热；用麻黄、杏仁宣肺，加泽泻、茯苓、猪苓等以利水。诸药相合，共奏祛风宣肺，升阳渗湿的作用。

第二节 升阳散寒法

运用升阳风药，以温散寒邪，可以解除由寒邪内侵、阳气被困，或脾阳不足、寒自内生引起的各种病症的方法，称为升阳散寒法。

（一）代表方

其代表方为御寒汤或姜附御寒汤（《东垣试效方》），由干姜 3.6g、半夏 1.5g、柴胡 3g、防风 1.5g、羌活 3g、藁本 2.4g、人参 1.5g、白葵花 5 朵、炙甘草 2.4g、升麻 2.1 g、郁李仁 1.5g、当归身 1.8g、桃仁 1.5g、黑附子 1.2g 药物组成。

一治中气不足，遇冬天寒气，客于脾胃之间，相引两胁，缩紧而痛，善嚏，鼻中流浊涕不止，不闻香臭，咳嗽脑痛；二治肾与膀胱经中寒，肺气寒，元气不足者，但有白带下，脐下寒，男子二丸冷痛，相引心腹背痛，手心或寒，两尺脉弦细，按之不鼓。

（二）临床应用

1. 古案赏析

大寒喘鸣案

时初冬，一小儿二岁，大寒证，明堂青脉，额上青黑，脑后青络高起，舌上白滑喉鸣而喘，大便微青，耳尖冷，目中常常泪下，仍多眵，胸中不利，卧而多惊，无搐则寒。

黄柏、橘皮、葛根、连翘、蝎梢、炙甘草已上各一分，升麻、黄芪、柴胡已上各二分，当归身、麻黄已上各三分，吴茱萸、生地黄、地龙已上各五分，上㕮咀都作一服，水一大盏半，煎至六分，去租，乳食后热服。服药之后，添喜笑精神，出气和顺，乳食旺。（引自《兰室秘藏·小儿门》）

按语：本案虽为“大寒证”，实为“寒气风邪伤于皮毛，令鼻壅塞，咳嗽上喘，但里热炽盛之证”。治与御寒汤同。用麻黄、葛根、升麻、柴胡疏风以散寒；黄柏、连翘以清泻在里之热；配黄芪、当归、补益气血以抗邪外出；诸药配伍，共奏补气升阳，外散风寒，内清里热，宣肺平喘之功。

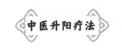

2. 临证治验

寒湿痛痹案

历某某，男，46岁，工人，已婚，汉族。2000年12月4日初诊。

患者近十年来从事野外工作，2年前开始出现两手腕、掌指关节及近端指间关节肿胀疼痛，疼痛时轻时重，未予诊治。今年入秋以来，气候转冷，自觉症状加重，双手腕、掌指关节及食指、中指近端指间关节对称性肿胀疼痛，疼痛部位固定，遇寒痛增，得热则减，晨起双手握拳困难，需活动半小时后缓解，遂来诊。T37℃，P76次/min，R18次/min。神志清晰，精神尚可，舌质淡红，苔薄白微腻，脉弦紧。双手腕、掌指关节及食指、中指近端指间关节对称性肿胀压痛，活动受限，皮色不变，触之不热。抗链球菌溶血素O正常，类风湿因子（+），C反应蛋白（+），血沉80mm/h。

中医诊断：痹证，痛痹。

西医诊断：类风湿关节炎。

治疗原则：升阳温经，散寒胜湿。

选方用药：羌活胜湿汤合乌头汤加减。

羌活 10g、独活 10g、防风 10g、炙甘草 5g、川芎 10g、乌头 5g（先煎）、桂枝 5g、生黄芪 30g、威灵仙 30g。5 剂。每日 1 剂，水煎服。

服药后关节疼痛有明显好转。停药或遇寒冷疼痛仍可再发，但疼痛程度比服药前明显减轻。

按语："寒湿之胜，助风以平之。"患者从事野外工作日久，风寒湿邪外袭，留注于经络、关节，气血运行受阻，则成腕、掌指关节及近端指间关节肿胀疼痛。因入秋气候转冷，寒湿之邪加重，寒为阴邪，其性凝滞，可见疼痛部位固定，遇寒痛增，得热则减。故拟升阳温经，散寒胜湿法。药用川芎、乌头、桂枝以散寒通络止痛，羌活、独活、防风配黄芪以升阳胜湿，使寒散湿去而疼痛缓解。

第三节 升阳祛风法

运用升阳风药，以辛散疏风，能疏散皮肤腠理、骨肉、经络，关节间滞留风邪引起的各种病症的方法，称为升阳祛风法。

（一）代表方

代表方为解表升麻汤，出自《兰室秘藏·自汗门》，药物组成有升麻、羌活、苍术各10g，防风8g，柴胡、甘草各7g，当归、藁本各5g，橘皮3g，冬加麻黄3g。上㕮咀，作一服，水二盏，煎至一盏，去渣，温服。后以葱醋汤发之，得微汗为效。用于治疗遍身壮热，骨节疼痛。

（二）临床应用

1. 古案赏析

万密斋治县尹唐肖峰，二月间患伤寒，医进九味羌活汤，不效。又云内伤挟外感，进补中益气汤不效，又进柴苓汤去人参，病略减，四日复发热，头苦痛，医欲下之，未决，万脉之，阳明少阳洪长而弦，曰此元气素虚，因起早感寒得之，今病在少阳阳明并病，乍热乍凉者少阳也，头苦痛者阳明也，宜小柴胡合葛根葱白汤，唐曰："吾素多痰火病，勿用人参。"万曰："元气不足，乃虚火也。实火宜泻，虚火宜补。"幸勿疑，一剂而病愈。《续名医类案·伤寒》

按语：元气亏虚，邪在少阳阳明，所以用小柴胡汤入少阳调和枢机，合葛根葱白汤以升清，两方合用共取补元气而助春生之气，健脾胃以调畅升降之机。

2. 临证治验

肺寒咳嗽案

赵某，女，21岁，未婚，学生。于2000年3月12日就诊。

两天前因感受风寒而突然出现恶寒发热，随即出现咳嗽吐痰，稀薄色白，遂来就诊。查见T38.5℃，P75次/min，R20次/min，BP120/80 mmHg。神志清，精神可，咽部充血，扁桃体稍大，双肺呼吸音清，未闻及干湿啰音。舌苔薄白而润，脉浮紧。胸片：心肺未见异常。血常规：白细胞总数 $7.0 \times 10^9/L$，中性粒细胞 72%。

中医诊断：咳嗽，肺寒。

西医诊断：急性气管炎。

治疗原则：升阳宣肺，温肺化痰。

选方用药：解表升麻汤加减。

升麻 10g、羌活 10g、苍术 10g、当归 10g、生甘草 5g、麻黄 5g、杏仁 10g、干姜 5g、款冬花 10g、陈皮 5g、党参 10g、黄芩 10g。3 剂。每日 1 剂，水煎服。

三日后复诊，诉服药一剂后约半小时全身汗出，恶寒顿觉消除，次日测体温 36.5℃，诸症缓解。

按语：寒邪袭表，卫阳被遏，邪正相争则恶寒发热，寒留于肺，肺气失宣则咳嗽吐痰。故用解表升麻汤加减，意在升阳宣肺，散寒化痰。用药一剂后，汗出热退，咳嗽明显好转，如桴鼓相应。

第四节 升阳退火法

运用升阳风药，以生发清气，疏散郁遏之火，达到退热作用的治疗方法，称为升阳退火法。具体可分为升阳散火、升阳除热、升阳泻火三法。

一、升阳散火法

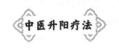

运用升阳风药，用以治疗以元气被遏，郁火上炎而引起的各种病症的方法，称为升阳散火法。

（一）代表方

升阳散火法的代表方为升阳散火汤、火郁汤等。

升阳散火汤出自《内外伤辨惑论·暑伤胃气论》，药物组成为升麻、葛根、独活、羌活、白芍药、人参各5g，炙甘草、柴胡各3g，防风2.5g、生甘草2g。上件㕮咀如麻豆大，每服称五钱，水二盏，煎至一盏，去渣，大温服，无时，忌寒凉之物。可用于治疗男子妇人四肢发困热，肌热，筋骨间热，表热如火燎于肌肤，扪之烙手。

火郁汤出自《兰室秘藏·杂病门》，由升麻、柴胡、葛根、白芍药各30g，防风、甘草各15g药物组成。上㕮咀，每服15g，水二大盏，入连须葱白三寸，煎至一盏，去渣，稍热，不拘时服。临床上用以治五心烦热，是火郁于地中。四肢者，脾土也。心火下陷于土之中，郁而不得伸。故《内经》云："火郁发之。"

（二）临床应用

1. 古案赏析

夜间发热案

虞恒德治一妇，年四十余，夜间发热，早晨退，五心烦热无休止时，半年后，虞诊，六脉皆数伏而且牢，浮取全不应，与东垣升阳散火汤，四服热减大半，胸中觉清快胜前。再与二帖，热悉退。（引自《名医类案·火热》）

按语：李杲治疗火郁的代表方通常为升阳散火汤："治五心烦热，是火郁于地中。"用火郁汤（升麻、葛根、柴胡、白芍、防风、甘草）加羌活、独活、人参而成。以风药为主药，风药升阳，透中土火郁，以散火透热。

2. 临证治验

赵某某，女，42岁，温州医学院教师，2006年9月就诊。

患者于5天前出现逐渐出现左额至耳前后皮肤焮红疼痛，疼痛渐日加重，察其左耳后皮肤出现成簇的白色脓疱，发热，体温达38.2℃，心烦便秘，口苦咽干，头目眩晕，胸胁苦满，默默不欲饮食，舌红苔厚微黄，脉弦数。

中医诊断：蛇串疮，肝胆湿热。

西医诊断：带状疱疹。

治疗原则：和解少阳，宣散透邪。

选方用药：小柴胡汤合升降散加减。

处方：柴胡12g、黄芩9g、人参6g、半夏9g、炙甘草5g、生姜9g、大枣4枚、蝉衣6g、僵蚕12g、生大黄10g、姜黄10g、枳壳10g。3剂，每日1剂，水煎服。

当天一剂后热退，三剂后疼痛明显缓解。

二诊：继原方，改生大黄为制大黄10g，共5剂，再加减调理20余天，病愈。

按语：此为肝胆郁火又复感受火热之邪以致引动肝火，湿热蕴蒸，浸淫肌肤脉络所致的蛇串疮。湿热毒邪极易停留筋肉皮肤之处而致疼痛。其疼痛剧烈呈带状且疼痛固定不移，其发

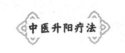

病部位也多见于腰胁、胸背及头面等多条经筋结聚之处而不入脏腑，正与经筋的特点相似，因此认为蛇串疮尤其有后遗疼痛者主要表现为经筋部位病证。运用循经辨证理论，循行过头面部的经筋主要是足少阳经筋。

根据中医辨证，蛇串疮多由于肝经郁火和脾经湿热内蕴，又复感受火热之邪以致引动肝火，湿热蕴蒸，浸淫肌肤脉络所致。《伤寒论后条辨》认为小柴胡汤寒温并用，升降协调，能疏利三焦而通达上下，和畅气机而协调表里。且煎药之法亦有深义，煎至一半，去渣再煎，以臻淳，是为和剂煎法之要妙。立法制方遣药煎煮处处着眼于一个“和”字，此正为“三阳证见治从少阳”的基本依据，和则不争，和则顺达，方能次第从容。升降散，又名太极丸。多数医家认为是清代医家杨栗山所创，实际上可能最早见于明代医家张鹤腾编著的《伤暑全书》。升降散为治疗瘟疫的首要方剂，清代医家杨栗山所著《伤寒瘟疫条辨》，强调升降散的重要性，称其为治疗瘟疫总方。由于升降散组方精当，疗效显著，临床上被广泛应用，近代著名中医蒲辅周、赵绍琴都极为推崇；也是中医药治疗严重急性呼吸综合征（severe acute respiratory syndrome，SARS）初期的常用方。升降散是由僵蚕、蝉蜕、姜黄、大黄、米酒、蜂蜜组成。用药仅六味，但选药精当、用药轻灵、味少力专。杨栗山仔细分析了升降散方中所用药物的配伍关系，以及各味中药的药性。他说：“是方以僵蚕为君，蝉蜕为臣，姜黄为佐，大黄为使，米酒为引，蜂蜜为导。”认为白僵蚕辛苦，气薄轻浮而升，为阳中之阳，能祛风除湿，清热解郁，除痰散结，辟一切怫郁之邪气；蝉蜕甘寒，开宣肺窍，祛风除湿，凉散风热，涤热解毒，姜黄辛苦温，行气散郁，祛邪辟疫，大黄苦大寒，上下通行，抑制亢盛之阳，米酒味辛甘苦，善行驱邪；蜂蜜甘大凉，清热润燥。杨氏瘟疫十五方，僵蚕、蝉蜕为必用之品。升降散中蝉蜕、僵蚕为君臣之药，意在辛凉透邪、解郁散热。杨栗山用来治“表里三焦大热，其证治之所由来”。火热内郁为升降散适应证的主要病机特点，其宣郁清热之力甚著，所以能“救大证、怪证、坏证、危证”。其寒温并用、升降兼使、表里双解、透泄并举。从升降散的组成我们可推断出它的功效是辛凉宣透、升清降浊、攻下逐瘀。它是治疗瘟疫火毒内郁三焦、气机不畅病证的主要方剂。升降散所适应病证的病机与瘟疫的病机相同。若不用辛凉解散，则邪热不得外泄。故用升降散来解郁透邪、调畅气机以治疗火毒内郁三焦，气机不畅的病证，尤其是瘟疫初期的病证更为适合使用。对于该患者用小柴胡汤为主方清解少阳，并以升降散升阳散火，助清解少阳之邪。两方共用达清解少阳火热，宣散透邪之目的。

二、升阳（甘温）除热法

运用味甘性温药物配合升阳风药，用以治疗元气不足，气血亏虚而引起的发热病症的方法，称为甘温除热法。

（一）代表方

代表方为补中益气汤，药物组成为黄芪、炙甘草各 10g，人参、升麻、柴胡、橘皮、当归身、酒洗白术各6g，主治因血虚而得之，或胃虚过食冷物，抑遏阳气于脾土，男子妇人四肢发热、肌热、筋痹热、骨髓中热、发困、热如燎、扪之烙手。

（二）临床应用

1. 名家医案赏析

（1）劳役得热案

倪仲贤治陈上林实，以劳役得热疾。日出气暄则热，夜及凉雨则否。暄盛则增剧，稍晦则苏。如是者二年。倪曰：此七情内伤，脾胃阴炽而阳郁耳，以东垣饮食劳倦法治之，其热旋已。（引自《名医类案·火热》）

按语：脾胃居中州，是气机升降的枢纽，脾升胃降有序，则气运调畅。内伤脾胃，则气机升降失调，清阳不升，则下陷地中，而成火郁为患。治以东垣饮食劳倦法治，即健脾益气升阳。

（2）连夜发热案

孙女。面色萎黄，爪甲淡白，此气虚血不足，连夜发热，予补中益气汤加味。党参9g、黄芪15g、白术9g、全当归9g、柴胡4.5g、升麻3g、陈皮3g、粉草3g、春砂仁2.4g（后下）带叶佩兰9g、肉桂末1g（分三次吞）。（引自《二续名医类案·章次公医案》）

按语：李杲指出："治男子妇人四肢发热、肌热、筋痹热、骨髓中热、发困、热如燎、扪之烙手，此病多因血虚而得之，或胃虚过食冷物，抑遏阳气于脾土，火郁则发之。"方中用党参、黄芪、白术、甘草补益元气配陈皮、春砂仁，佩兰健脾理气化湿降浊，配全当归养血，柴胡、升麻升发清阳、少加肉桂末以助脾运。

2. 临证治验

（1）风寒感冒案

刘某某，女，38 岁，工人，于 1999 年 8 月 12 日初诊。

患者诉低热反复长达半年，体温波动在 37.5～38℃，伴有身倦乏力，气短懒言，食欲不振，入夜寐浅梦多，时有经期延长，量偏多，色淡红，常因疲劳后病情加重，舌质淡红，苔薄白，脉细弱。

中医诊断：气虚发热。

西医诊断：发热待查。

治疗原则：升阳益气，甘温除热。

选方用药：补中益气汤加减。

党参 10g、生黄芪 30g、白术 10g、当归 10g、升麻 10g、柴胡 10g、陈皮 3g、青蒿 30g。3 剂，每日 1 剂，水煎分 2 次服。

二诊：8 月 17 日，低热较前已有明显减轻，近两日体温均在 37.5℃以下。食略增加，仍宗原方，再服 5 剂，每日 1 剂，水煎分 2 次服。

三诊：8 月 21 日，患者自诉体温已恢复正常，诸症消失，继服补中益气汤加减调理半个月。随访半年，未再复发。

按语：本案患者素体脾虚、气虚而致升降失司，清阳当升不升，致水谷精气下流，阴火上逆，诸症由生，治疗着重在升阳益气，调理脾胃气机，令脾复健运，阴阳各归其位，则诸症自愈。

（2）肝炎发热案

陈某，女性，18岁，工人。患者于1988年3月4日就诊。

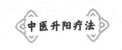

患者因发热一周，伴全身皮肤黄染三天而入院。经实验室检查，确诊为“急性黄疸型甲型肝炎”。经中西药治疗一周，未见明显好转，体温一直波动在38.5～39.2℃。诊其发热不退，全身皮肤以及巩膜色黄，但黄而欠鲜明，伴有神疲乏力，遇劳则甚，纳差，便溏，舌苔白微腻，脉弱。

中医诊断：黄疸，气虚湿困。

西医诊断：急性黄疸型肝炎。

治疗原则：升阳益气，甘温除热。

选方用药：补中益气汤加减。

拟甘温益气除热法。药用：炙黄芪30g，党参、柴胡、葛根、藿香、白芍各10g，当归5g，陈皮、炙甘草各3g，白茅根30g。二剂。每剂煎两次，分早晚两次服。服药一剂后，次晨热退身凉。

按语：1988年上海等地甲型肝炎大流行，笔者用补中益气汤治疗肝炎发热的病例取得了较好的疗效，《中医杂志》1990年第8期中刊出了笔者这一治疗心得。

笔者运用“甘温除热”法，临证中屡能取效，尤其对肝炎发热的治疗，收效颇为显著，且有普遍意义。如肝炎患者大多可以发热，但以低热或中等发热为多见，往往黄出热退。但该患者黄出热不退，且呈持续高热达两周余。从其脉证来看全身乏力症状显著，而且遇劳则甚，脉象虚弱，又兼有纳差、便溏，皆为脾胃气虚的表现。故用“甘温除热”法，使其脾胃之气得补，则其热自退。同时大多数甘温益气之品，如黄芪对免疫系统的调节作用也有利于肝炎患者的恢复。所以临床中我们不仅对肝炎持续发热患者有明显气虚证者用“甘温除热”法，对于一般的患者，也主张早期配合甘温益气之品。

三、升阳泻火法

运用升阳风药，配合苦寒或甘寒清热药，用以治疗元气虚弱，郁火炽盛而引起的发热病症的方法，称为升阳泻火法。

（一）代表方

代表方包括泻阴火丸、补脾胃泻阴火升阳汤、退热汤等。用于治疗表中虚热，或遇夜则甚。

泻阴火丸出自《兰室秘藏》，由石决明 9g，羌活、独活、甘草、当归梢、五味子、防风各 15g，草决明、细黄芩、黄连、黄柏、知母各 30g 药物组成。上为细末，炼蜜为丸，如绿豆大，每服五十丸至一百丸，清茶下。有较强的泻阴火作用。

补脾胃泻阴火升阳汤为《脾胃论》书中第一方。可见该方在《脾胃论》中占有很重要的地位。该方组成为人参、黄芪、苍术、炙甘草、升麻、柴胡、羌活、黄芩、黄连、石膏。

退热汤出自《兰室秘藏》，药物组成：黄芪 10g，柴胡 7g，生甘草、黄连、黄芩、芍药、地骨皮、生地黄、苍术各 5g，当归身、升麻各 3g，上㕮咀，作一服，水二盏，煎至一盏，去渣，食远温服。身体困倦，加麦门冬、五味子各 5g，人参、甘草各 10g。

（二）临床应用

1. 名家医案赏析

气弱火灼案

刘渡舟医案：李 ×，女，病已数月。心烦口干，气弱食衰，周身发热，如同火灼。家中之墙，砌以方石，每以后背帖之，方觉凉爽。月经较准，惟每来必多，下肢浮肿，动作乏力。切其脉大而无力，舌淡而苔白。小便微黄，大便有时溏泻。视其所服之方，多为滋阴凉血之品，非但无效，反增胸闷而胃呆不食。余辨为内伤脾胃，清阳下陷，阴火乘于心胸之证。东垣曰："心火者阴火也"，指出心胸之火，来于下焦，这是清阳不升，谷气下流肾之过。治当升阳益脾，甘温除热，以升为降，以补为泻，方能奏效。处方：补中益气汤，另加生甘草二钱，以泻心包之热，知母，黄柏各一钱，以泻下焦之相火，六剂而发热消退。后以参苓白术散调理而愈。

按语：此方药味组成为黄芪、炙甘草、人参、白术、当归、升麻、柴胡、陈皮。方以黄芪、炙甘草、人参（名保元汤）为全方之主体，取其性味甘温，大补脾胃元气，及内外上下之气，使脾胃之气充足，而恢复升清降浊的功能。加白术健脾除湿，当归补血润燥，柴胡鼓动清阳上升，陈皮、升麻理浊气下降。如是，则脾胃之气上升，以治心肺而荣卫通达，气血以顺。加知母，黄柏以泻下焦之相火，阴火无援则自不上乘，包络大热不清而自愈。

2. 临证治验

内伤发热案

刘某某，男，63 岁。2003 年 10 月 8 日就诊。

患者于 2 年前行胃癌根治术，术后定期接受化疗。本次化疗已经 10 天，因白细胞降至 2.2×10^9/L 以下而告暂停。一周前出现午后发热，体温高达 39.8℃，伴有大便微溏，虽经抗生素治疗，症状未见好转。舌质淡，苔白微腻黄，脉弦数。

中医诊断：内伤发热，气虚夹湿。

西医诊断：白细胞减少症。

治疗原则：补中升阳，除湿泻火。

选方用药：补脾胃泻阴火升阳汤加减。

生黄芪、党参、白术、苍术、陈皮、青皮、当归、麦冬、葛根、黄柏、黄连各 10g，炙甘草、升麻、五味子各 5g，石膏 30g。

服药一剂后，患者体温恢复正常继续开始化疗。以本方加减维持治疗，直至化疗顺利结束，其间白细胞一直保持在正常范围，也未见发热。

按语：此证胃之气阴本已受戕，加之厚味滋填，反碍胃之生气，复予解毒化瘀，是重伤其生生之气矣，水谷精气下流，阴火上逆。法当补脾益气，升阳除湿，清热泻火，用补脾胃泻阴火升阳汤取效。

补脾生血为治疗白细胞减少症的重要治法。后天调养尤重在脾胃的生升之气，若能于补脾生血方中加入升麻、葛根等升提之品，每能提高疗效。多年来，笔者以补脾益气升阳法治疗化疗所致之白细胞减少症，取得了较为满意的疗效。

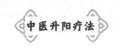

第五节　升阳解暑法

运用升阳风药，用以解除暑热的方法，称为升阳解暑法。

（一）代表方

升阳解暑法的代表方为清暑益气汤（《内外伤辨惑论》），药物组成为黄芪、苍术各 15g，升麻 10g，人参、白术、橘皮、神曲、泽泻各 5g，甘草炙、黄柏酒浸、当归身、麦门冬、青皮、葛根各 3g，五味子 9 个。用于治疗暑伤胃气，四肢困倦，精神短少，懒于动作，胸满气促，肢节沉痛；或气高而喘，身热而烦，心下膨痞，小便黄而少，大便溏而频，或痢出黄糜，或如泔色；或渴或不渴，不思饮食，自汗体重。

（二）临床应用

1. 古案赏析

中暑昏晕案

陈斗岩治伦司成，舟中遇昏晕不知人，自汗，瘈疭。医以为中风。陈曰："人迎脉过盛，病因饮后便凉，痰火妄动，非中风也。"以清暑益气汤一剂而愈。（引自《名医类案·暑》）

按语：《素问·生气通天论》云："阳气者，精则养神，柔则养筋。"气虚之体，饮冷伤暑，内伤阳气，脾胃失运，清阳不升，暑湿蒙蔽清窍则神昏不知人，卫外不固则自汗，阳失其柔，筋失其养，则瘈疭，故用清暑益气汤，以健脾益气，升阳化湿而解暑，故药到病除。

2. 临证治验

（1）夏日身热案

林某，男，6岁，2000年8月5日初诊。

夏日酷热，喜欢饮冷，脾胃虚弱，身体发热不退已有2个月余，体温波动在37.5～38.5℃之间，伴有微恶风寒，虽有汗出，但热不退，面色萎黄，精神萎靡不振，头昏乏力，时有耳鸣，小便频多色黄，大便秘结，饮食尚可，经服用抗生素及感冒药物等治疗无效。患者血常规、血沉、胸部X线片无异常，舌苔淡黄而浊腻，脉濡细。

中医诊断：夏季热，气虚夹湿。

西医诊断：发热待查。

治疗原则：补中升阳、除湿清暑。

选方用药：清暑益气汤加减。

党参、黄芪10g、柴胡6g、升麻6g、苍术6g、当归6g、党参10g、橘皮3g、神曲6g、泽泻6g、甘草炙3g、黄柏6g、麦门冬6g、葛根6g、五味子6g。

服药一剂后，次日身热恶寒均退，大便通调。

按语：此为夏日饮冷，损伤脾胃，脾胃虚弱，中虚气陷，阴火夹暑湿之邪上乘所致。用党参、黄芪补脾胃；柴胡、升麻升阳气；苍术、橘皮化湿浊，起到了补中升阳、除湿泻火的作用。使脾胃得补，清阳得升，暑热得除。

（2）暑湿案

章某，男，23 岁，农民，初诊时间：2006 年 7 月 23 日。

患者昏迷，发热 39.8℃，喉中有痰，颈强直，锥体束征阳性，脑脊液检查诊断为流行性乙型脑炎。经降颅压、激素应用、抗生素应用、抗病毒、吸氧、吸痰等措施治疗，热不退。舌红绛，苔黄燥，脉弦数。

中医诊断：暑湿，热盛动风。

治疗原则：清热、凉肝、息风。

选方用药：羚角钩藤汤加减。

羚羊角 3g（另调冲服）、川贝 10g、青蒿 30g、柴胡 10g、连翘 10g、知母 10g、麦冬 10g、钩藤 10g、生地 10g、生甘草 3g。一剂药分两次服用，每隔四小时煎服，日连服两剂药后热退。

按语：根据自然界中“风善行而数变”的特点以及热极而产生风的原理，人体亦可出现“热盛动风”“热极生风”，从而推理出患者乃因阳化太过，热盛于内，深入厥阴，热盛导致肝风动风，扰乱神明，故当治以清热、凉肝、息风，方选羚角钩藤汤加减，以羚角、钩藤作为君药清肝息风。此方出自《通俗伤寒论》。陈平伯指出：“风温证，身热痰咳，口渴神迷，手足瘛疭，状若惊痫，脉弦数者，此热劫津液，金囚木旺。当用羚羊角、川贝、青蒿、连翘、知母、麦冬、钩藤之属，以熄风清热。”

第六节　升阳润燥法

运用升阳风药，用以治疗外感燥气或内脏津液亏损而引起的干燥病症的方法称为升阳润燥法。

（一）代表方

代表汤主要有清燥汤、当归润燥汤等方。

清燥汤出自《脾胃论》，药物组成为黄连、酒黄柏、柴胡各1g，麦门冬、当归身、生地黄、炙甘草、猪苓、神曲各2g，人参、白茯苓、升麻各3g，橘皮、白术、泽泻各5g，苍术10g，黄芪15g，五味子9枚，上㕮咀，如麻豆大，每服半两，水二盏半，煎至一盏，去渣，稍热空心服。用于治疗源绝肾亏，痿厥之病大作，腰以下痿软瘫痪不能动，行走不正，两足欹侧。

当归润燥汤出自《兰室秘藏》。药物组成：细辛0.3g，生甘草、炙甘草、熟地黄各0.9g，柴胡2.1g，黄柏、知母、石膏、桃仁泥、当归身、麻子仁、防风、荆芥穗各3g，升麻4.5g，红花少许，杏仁6个，小椒3个。上药㕮咀。用水300ml，煎至150ml，去渣，空腹时温服。用于治疗消渴，大便闭涩，干燥结硬，渴喜温饮，舌爆口干，眼涩难开。

（二）临床应用

1. 古案赏析

一痘后口渴食少，小便数，此食伤胃气，津液不生，故渴而溺数也。用补中益气汤，加麦冬、五味而愈。（引自《续名医类案》卷二十七渴）

按语：痘后伤津，复加食伤胃气，而致津气两伤，故用补中益气汤补中益气升清而资化源，加麦冬五味以补益胃津，所以药后病愈。

2. 临证治验

朱某，男，47岁，已婚，干部。5月7日初诊。

1999年1月上旬，开始出现口渴，欲多饮冷水，每昼夜饮水3大瓶（暖水瓶）以上。食量较平时增加一倍，尿量多而浑浊，有臭气。曾经中药汤剂治疗，病情时重时轻，遂来就诊。现患者仍多食易饥，大便干燥。T36.5℃，P83次/min，R17次/min，BP120/72mmHg。形体消瘦，口干唇燥，舌质红，苔黄，脉滑实有力。尿糖（++++），空腹血糖13mmol/L。肝、胆、肾脏B超未见异常。

中医诊断：消渴，中消，胃热炽盛。

西医诊断：2型糖尿病。

治疗原则：升阳润燥，清胃泻火。

选方用药：清燥汤加减。

黄连3g、黄芩10g、柴胡10g、葛根10g、麦门冬10g、生地黄10g、太子参10g、白茯苓10g、升麻10g、橘皮5g、苍术10g、五味子10g、天花粉30g、地骨皮30g、生甘草5g。5剂。每日1剂，水煎服。并嘱控制饮食。

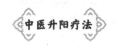

一周后复诊，诉服药5剂后口渴引饮已明显好转。嘱守原方，一个月后空腹血糖、尿糖均维持在正常范围，诸症缓解。

按语：胃火炽盛，耗伤津液，胃阴不足，则见口渴，欲多饮冷水，大便干燥。胃热则腐熟水谷力强，则出现多食易饥诸症。予清燥汤加减治疗。其中用黄连、黄芩、地骨皮清胃热；麦门冬、生地黄、太子参、天花粉生津液；柴胡、葛根、升麻以升清阳。共奏升阳润燥，清胃泻火的作用。

第九章 升阳通窍法

脾胃为元气之本、气机升降之枢，与机体的九窍在生理上相互联系，在病理上相互影响，有密切关系。上之阳窍和下之阴窍共同构成气机升降的基本通路。正如《内经》指出："九窍者，五脏主之，五脏皆得胃气，乃能通利。"所以《素问·阴阳应象大论》云："谷气通于脾……六经为川，肠胃为海，九窍为水注之气。"在病理情况下，胃气一虚，耳、目、口、鼻，俱为之病。《素问·通评虚实论》云："头痛耳鸣，九窍不利，肠胃之所生也。"

第一节 升阳清脑法

运用升阳风药，用以治疗清阳不升，清窍失养而引起的头痛病症的方法，称为升阳清脑法。李杲《兰室秘藏·头痛门》说："凡头痛皆以风药治之者，总其大体而言之也，高巅之上，惟风可到。"

（一）代表方

升阳清脑的代表方清上泻火汤，主要的药物组成是荆芥穗、川芎各2g，蔓荆子、当归身、苍术各3g，酒黄连、生地黄、藁本、甘草各5g，升麻、防风各6g，酒黄柏、炙甘草、黄芪各 9g，酒黄芩、酒知母各 12g，羌活 9g，柴胡 12g，细辛少许，红花少许，上锉如麻豆大，分作二服，每服水二盏，煎至一盏，去渣，稍热服，食后。用于治疗热厥头痛虽冬天大寒，尤喜寒风，其头痛则愈，微来暖处，或见烟火，其痛复作。

（二）临床应用

1. 古案赏析

热厥头痛案

昔有人年少时气弱，常于气海、三里灸之，节次约五七十壮。至年老添热厥头痛，虽冬天大寒，尤喜寒风，其头痛则愈，微来暖处，或见烟火，其痛复作，五七年不愈，皆灸之过也。荆芥穗、川芎已上各二分，蔓荆子、当归身、苍术已上各三分，酒黄连、生地黄、藁本、甘草已上各五分，升麻、防风已上各七分，酒黄柏、炙甘草、黄芪已上各一钱，酒黄芩、酒知母已上各一钱五分，羌活三钱，柴胡五钱，细辛少许、红花少许，上锉如麻豆大，分作二服，每服水二盏，煎至一盏，去柤，稍热服，食后。补气汤：服前药之后服此药。柴胡二分、升麻三分、黄芪八分、当归身二钱、炙甘草四钱、红花少许，上㕮咀，作二服，水二盏，煎至一盏，去柤，稍热服，食后。（引自《兰室秘藏·头痛门》）

按语：《素问·通评虚实论》云："头痛耳鸣，九窍不利，肠胃之所生也。"患者为气弱之体，阳气被郁化火，清窍失养，则遇热而发头痛。治当益气升阳散火，故用清上泻火汤合补气汤加减。

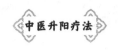

2. 临证治验

（1）头痛案

娄某，女，41岁，教师，2014年4月7日就诊。

近1个月余经常头痛反复，以两侧太阳穴为主，自觉乏力，疲惫，晨起精神不佳，月经量少，褐色，月经周期不规律，经常提前3～5天，颈部疼痛，畏寒，舌质微红苔微黄腻，脉弦而濡。

中医诊断：头痛，肝虚气郁证。

西医诊断：血管性头痛。

治疗原则：补气升阳，疏肝清热。

选方用药：益气聪明汤加减。

炒蔓荆子6g、柴胡6g、黄芩10g、川芎10g、藁本10g、黄芪30g、山药30g、党参10g、茯苓10g、炒白术10g、白茅根30g、甘草3g、蝉蜕6g、炒僵蚕6g。7剂，每日1剂，水煎服。

按语：患者素体虚弱，气虚肝郁则冲任失调，月经量少；血虚经脉失养则头痛反复，乏力、困重、疲惫皆为气虚所致。治疗上采取补气升阳为主，方用益气聪明汤加减，用黄芪、山药、党参健脾益气以助阳化，茯苓、炒白术健脾化湿，加黄芩，蝉蜕清热疏肝清热，加上柴胡、蔓荆子、藁本升阳以疏畅肝胆经脉气机治头痛。

（2）头痛如劈案

金某某，女，38岁，职员，已婚。2003年6月20日初诊。

头痛反复发作 3 年，3 天前再次发作。头部重胀疼痛，剧烈如劈，饮食乏味。用过西药解热镇痛类药物，疼痛反复不愈。T37℃，P80 次 /min，R19 次 /min，BP120/78 mmHg。神志清，精神不振，面色略红，舌质红，舌苔微黄腻，脉弦。

中医诊断：头痛，湿热阻络。

西医诊断：血管性头痛。

治疗原则：升阳通窍，清热燥湿。

选方用药：清上泻火汤加减。

荆芥 10g、川芎 10g、蔓荆子 10g、当归身 10g、苍术 10g、黄连 5g、生地黄 10g、藁本 10g、甘草 3g、升麻 10g、防风 10g、黄芪 10g、酒黄芩 10g、柴胡 10g、细辛 3g、红花 3g。3 剂。每日 1 剂，水煎服。

3 天后复诊，诉服药 1 剂后，当天夜间头痛即缓减。服药 3 天后头痛未见发作，嘱守原方 5 剂，病愈。

按语：本例患者因湿热壅盛，清阳不升，浊气不降，阻滞清窍，不通则痛，故见头部重胀疼痛，剧烈如劈，所以投清上泻火汤以升阳通窍，佐以清热燥湿之品方能奏效。

第二节 升阳聪耳法

运用升阳风药，用以治疗清阳不升而引起的耳部病症的方法，称为升阳聪耳法。《脾胃论·大肠小肠五脏皆属于胃胃虚则俱病论》明确指出："耳鸣、耳聋、九窍不利，肠胃之所生也。此胃弱不能滋养手太阳小肠、手阳明大肠，故有此证。然亦止从胃弱而得之。”

（一）代表方

升阳聪耳法的代表方为柴胡聪耳汤、神圣复气汤等。柴胡聪耳汤的药物组成有连翘 12g，柴胡 9g，炙甘草、当归、人参各 3g，水蛭 1.5g，麝香少许，虻虫 3 个，生姜 3 片，用于治疗耳中干结，耳鸣耳聋。

李杲用神圣复气汤治疗耳鸣耳聋得之于脾胃阳虚者，药用黄芪、人参、黑附子、干姜、炙甘草等温补阳气之品主治脾胃阳虚，并配以少量火炒并酒浸二法共制的黄柏和黄连二药，如此既可降泻上乘之阴火，又不碍脾胃之气升举。《脾胃论·脾胃胜衰论》云：“今所立方中，有辛甘温药者，非独用也；复有甘苦大寒之剂，亦非独用也。以火、酒二制为之使，引苦甘寒药至顶。”

（二）临床应用

1. 古案赏析

橘泉治一人，病头眩，两耳鸣如屯万蜂，中甚痛，心挠乱不自持，医以为虚寒，下天雄矣。翁曰：此相火也，而脉带结，是必服峻剂以劫之。急与降火升阳补阴之剂，脉复病愈。（引自《名医类案·耳》）

按语：李东垣在《脾胃论·脾胃虚实传变论》中指出：“胃气一虚，耳目口鼻，俱为之病。”脾胃虚弱，清阳不升，阳气被遏，伏火上干清窍，故出现病头眩，两耳鸣，中甚痛，故用降火升阳补阴之剂而收效。

2. 临证治验

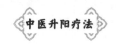

刘某某，男，65岁，退休职员，初诊时间：2012年6月2日。

左耳耳鸣一个月，伴有闷胀感，张口时会发出响声，闷胀感稍减轻，时有分泌液流出色清，头部胀痛，自觉疲惫乏力，晨起精神不佳，多次在五官科就诊，诊断为“中耳炎、鼓膜内陷”，治疗未见明显好转，舌质淡红苔微黄腻，脉细稍弱。

中医诊断：耳鸣，气虚湿困。

治疗原则：补气升阳，化湿开窍。

选方用药：益气聪明汤加减。

炒蔓荆子6g、柴胡6g、川芎10g、藁本10g、黄芪30g、党参10g、胆南星10g、茯苓10g、炒白术10g、藿香10g、薄荷6g（后下）、鱼腥草30g、甘草3g，7剂，每日1剂，水煎服。

复诊：服药后次日耳部闷胀感及头痛明显减轻，继续服用原方一周后病愈。

按语：患者素体虚弱，气虚湿重则乏力，困重，疲惫；湿困清窍则耳部闷胀、耳鸣、头痛。治疗上采取补气升阳通窍为主，方用益气聪明汤加减，用黄芪、炒白术、党参健脾益气以助阳化，炒蔓荆子、柴胡、川芎、藁本升清通窍，胆南星、藿香以助化湿，用薄荷、鱼腥草清耳通窍，故服药后病情明显好转。

第三节 升阳明目法

运用升阳风药，用以治疗脏腑精气不足，精气不能上达于目，目失所养而致目病的方法，称为升阳明目法。李杲《兰室秘藏·眼耳鼻门》云："夫五脏六腑之精气，皆禀受于脾，上贯于目。脾者，诸阴之首也；目者，血脉之宗也。故脾虚则五脏之精气皆失所司，不能归明于目矣。"

（一）代表方

升阳明目法的代表方有益气聪明汤、神效明目汤等。

益气聪明汤（《东垣试效方》）的药物组成是黄芪、甘草各15g，人参15g，升麻、葛根各9g，蔓荆子4.5g，白芍3g，黄柏3g。主要治疗饮食不节，劳役形体，脾胃不足，得内障耳鸣，或多年目昏暗，视物不能。

神效明目汤（《兰室秘藏·眼耳鼻门》）由葛根4.5g、甘草6g、防风3g、蔓荆子1.5g、细辛0.6g、黄芪3g等药物组成。治眼棱紧急致倒睫，拳毛损目，及上下睑皆赤烂，睛赤疼痛昏暗，昼则冷泪常流，夜则眼涩难开，而眦泪满眼。

（二）临床应用

1. 古案赏析

一儒者日晡两目紧涩，不能瞻视，此元气下陷。用补中益气倍加参、芪。数剂而愈。（引自《名医类案·目》）

按语：《内经》认为："思伤脾"，"思则气结"。儒者善于读书，思虑过多，易导致脾胃气虚气结，元气下陷而不升，清窍失养，故出现日晡两目紧涩，不能瞻视，用补中益气倍加参、芪以重用补益元气，达到益气升清的目的。

2. 临证治验

程某某，女，33岁，教师，初诊时间：2009年11月9日。

患者因两眼视物昏花8个月而来就诊，伴有月经量少，四肢麻木，曾被西医诊断为“视力疲劳”，几经治疗未见症状改善。形体消瘦，舌体瘦小，色淡白，苔白稍腻，脉沉细而缓。

中医诊断：目糊，气血亏虚。

西医诊断：视力疲劳。

治疗原则：补气升清，养血明目。

选方用药：益气聪明汤加减。

炒蔓荆子6g、柴胡6g、川芎10g、藁本6g、黄芪30g、党参10g、当归10g、生地10g、炒白芍10g、枸杞子10g、甘草3g，7剂，每日1剂，水煎服。

按语：患者素体气血虚弱，清阳不升，清窍失养，而成视物昏花，治疗上采取以补气升阳，养血明目为主的治法，方用益气聪明汤加四物汤化裁，用黄芪、党参健脾益气以助阳化，炒蔓荆子、柴胡、藁本升清通窍，生地、当归、炒白芍养血明目，故服药后病情明显好转。

第四节 升阳退翳法

运用升阳风药，用以消退脾胃虚弱而致眼翳障目的内障眼病的方法，称为升阳退翳法。

（一）代表方

升阳退翳法的代表方有羌活退翳丸、冲和养胃汤等。羌活退翳丸（《东垣试效方》）主要的药物组成是熟地黄 24g，生地黄、当归身、黄柏各 15g，川芎 9g，白芍 39g，防己 6g，知母 9g，丹参 15g，茺蔚子 15g，牡丹皮 9g，寒水石 3g，柴胡 15g，羌活 9g，黑附子 3g。主要治疗内障，右眼小眦青、白翳，大眦微显白翳，脑痛，瞳子散大，上热恶热，大便秘涩时难，小便如常，遇天热暖处，头痛睛胀，能食，日没后天阴则昏暗。

冲和养胃汤《原机启微》由柴胡 7g，羌活 15g，防风 5g，炙甘草 15g、当归、白术、升麻各 10g，白芍药 6g，干姜 1g，五味子 3g，人参、葛根各 10g，黄芪 15g，白茯苓 3g，黄芩、黄连各 2g 等药物组成。治内障眼，得之脾胃元气衰弱，心火与三焦俱盛，饮食失节，形体劳役，心不得休息，“服之神效”。

李杲亦创制益气聪明汤和人参补胃汤治疗内障目昏疾病，两方均用黄芪、人参，使脾胃之阳得升，培补元气，元气自益而目不昏暗。另外，方中虽用黄柏，但均强调酒制：一则酒制可以引药上行直达病所，二则制性存用，以防黄柏之苦寒伤及脾胃阳气，有碍脾胃升降。

（二）临床应用

古案赏析

寒膜遮睛案

戊申六月，徐总管患眼疾，于上眼皮下出黑白翳两个，隐涩难开，两目紧缩而无疼痛，两手寸脉细紧，按之洪大无力。

知足太阳膀胱为命门相火煎熬，逆行作寒水翳及寒膜遮睛证。呵欠，善悲健忘，嚏喷眵泪，时自泪下，面赤而白，能食不大便，小便数而欠，气上而喘。黄芪一分，细辛、生姜、葛根、川芎已上各五分，柴胡七分，荆芥穗、藁本、生甘草、升麻、当归身、知母已上各五钱，羌活、防风、黄柏已上各一钱五分，上㕮咀，如麻豆大，都作一服，水二盏，煎至一盏，去柤，热服，食后。（引自《兰室秘藏·眼耳鼻门》）

按语：元气不足，膀胱气化不利，湿浊之邪，成寒膜遮睛，治以拨云汤。用黄芪、生甘草益气，配细辛、生姜以温经散寒，加葛根、柴胡、荆芥穗、藁本、升麻、羌活、防风升阳化浊以散寒膜，当归身、川芎活血，知母、黄柏清热。

第五节　升阳通鼻法

鼻为肺窍，若肺气充足，肺之宣发肃降功能正常，肺气畅达，则鼻窍通利。而肺气的充足，又赖脾胃所化生气血充养，即“饮入于胃，游溢精气，上输于脾；脾气散精，上归于肺”，《东垣试效方》云：“若因饥饱劳役损伤，脾胃生发之气即弱，其营运之气不能上升，邪害空窍，故不利而不闻香臭也。宜养胃气，使营运阳气、宗气上升，鼻则通矣。”临床中运用升阳风药，用以治疗脾胃虚弱，肺失肃降，导致鼻窍不通的方法，称为升阳通鼻法。

（一）代表方

其代表方药为丽泽通气汤（《兰室秘藏》），主要药物组成是羌活、独活、防风、升麻、葛根各 9g，麻黄 3g，川椒 3g，苍术 9g，炙甘草 6g，黄芪 12g，白芷 3g，临床上主要治疗鼻不闻香臭。

（二）临床应用

1. 古案赏析

热郁鼻塞案

江应宿治友人王晓，鼻塞气不通利，浊涕稠黏。屡药不效，已经三年。宿诊视两寸浮数。曰：郁火病也。患者曰：昔医者皆作脑寒主治，子何悬绝如是耶？经曰：诸气膹郁，皆属于肺。越人云：肺热甚则出涕。故热结郁滞，壅塞而气不通也。投以升阳散火汤。十数剂，病如失。（引自《名医类案·鼻》）

2. 临证治验

慢性鼻炎案

李某，男，43 岁，初诊时间：2011 年 2 月 12 日。

患者因鼻塞不通反复发作 6 年而来就诊。两侧鼻腔阻塞不通，时轻时重，交替出现，伴有前额部疼痛，特别是在受寒冷刺激后症状加重明显；曾被西医诊断为“慢性鼻窦炎”，几经治疗效果不佳。饮食尚可，但食后全身困倦欲睡，脉沉细而缓，舌淡胖，有齿痕，苔白腻。

中医诊断：鼻渊，气虚湿困。

西医诊断：慢性鼻窦炎。

治疗原则：益气升清，化湿通窍。

选方用药：补中益气汤加减。

党参10g、生黄芪30g、白术10g、当归10g、升麻10g、柴胡6g、陈皮3g、苍耳子10g、石菖蒲10g。7剂，每日1剂，水煎分2次服。

2月20日二诊：鼻塞头痛较前已有明显减轻，仍宗原方，再服15剂，每日1剂，水煎分2次服。

3月9日三诊：患者自诉头痛好转，鼻塞诸症消失，继服补中益气汤加减调理半个月。随访半年，未再复发。

按语：李杲云“脾胃虚则九窍不通”。患者素体脾虚而致气虚导致升降失司，清阳当升不升，湿浊困阻，诸症由生，辨证为脾虚升清不足，肺气亏虚，并以补中益气汤加苍耳子、石菖蒲等治之，治疗着重在升阳益气，调理脾胃气机，令脾复健运，阴阳各归其位，则诸症自愈。这正是受李杲的理论启迪，先提升脾气，使清气得升，湿浊得化，从而使久塞之鼻窍通利，鼻塞头痛诸症得解。

第六节　升阳启味法

临床中运用升阳风药，用以治疗脾胃虚弱、口失谷味病证的方法，称为升阳启味法。

（一）代表方

代表方为神圣复气汤，其药物组成有附子3g，干姜3g，升麻、柴胡各6g，人参10g，甘草6g，当归身6g，陈皮、草豆蔻各3g，生地黄（酒浸）12g，黄柏6g，黄连3g等。用于治疗口不知味、膈咽不通、鼻不闻香臭。

（二）临床应用

1. 古案赏析

大尹王汝邻两足发热，吐痰如涌，左尺数而无力，此足三阴虚，彼反服四物二陈知柏之类。喉舌作痛，又服清热败毒之剂，其舌如赤桃，脉洪数而无力，此脾肺弱，肾精亏甚，虚火上炎，水泛而为痰也，当滋化源以生肾水，遂用补中益气汤、六味地黄丸而愈。(《续名医类案·舌》)

2. 临证治验

张某，男，52岁，个体业主，已婚。2012年6月25日初诊。

患者于半年前因左肾癌而手术，近2个月来，自觉在进食过程中，口中无味，味觉逐渐消失，经头颅CT检查，未发现异常情况。全身乏力明显，胃纳欠佳，大便稍软，神志清，舌质红，苔白厚腻，脉弱无力。

中医诊断：乏味，脾胃虚弱。

治疗原则：健脾益气，升清启味。

选方用药：神圣复气汤。

黄芪20g、附子3g、干姜3g、陈皮3g、草豆蔻3g、半夏6g、神曲10g、升麻6g、柴胡6g、当归10g、甘草5g、地黄10g、山茱萸10g、黄柏6g、党参10g。7剂。每日1剂，水煎服。

服药后，自觉口中味觉稍有恢复，乏力，胃纳欠佳，大便稍软等症状均明显好转。用原方加减调理3个月余，诸症悉愈。

按语：患者年过半百，脾胃虚弱，加上肾癌术后，更耗元气，脾不升清，口味顿失。《内外伤辨惑论·辨口鼻》云："口者坤土也，脾气通于口。饮食失节，劳役所伤，口不知谷味，亦不知五味。"有云："若饮食劳役所伤，其外证必显在口，必口失谷味，必腹中不和，必不欲言，纵勉强对答，声必怯弱，口沃沫多唾。"又方中用附子、干姜、升麻、柴胡、人参、甘草、当归身、陈皮、草豆蔻等使脾胃纳运正常，清阳得升，水湿得化，又用酒浸之生地黄、山茱萸、黄柏以补肾滋阴而降火，诸药合用阳气得升，元气自益，而病得愈。

第七节　升阳固齿法

《东垣试效方》云："夫齿者，肾之标；口者，脾之窍。诸经多有会于口者，其牙齿是也。手、足阳明之所过，上龈隶于坤土，乃足阳明胃之脉贯络也，止而不动；下龈，嚼物动而不休，手阳明大肠之脉所贯络也。"

临床中运用升阳风药，用以治疗脾肾虚弱所致牙齿疼痛、松动的方法，称为升阳固齿法。

（一）代表方

代表方为牢牙散，主要的药物为升麻 12g、羌活 30g、草龙胆 45g、羊胫骨灰 30g。用于治疗治牙龈肉绽有根，牙疳肿痛，牙动摇欲落，牙齿不长，牙黄口臭。

李杲所创制的治疗牙痛诸方，多用人参、黄芪、升麻、草豆蔻、苍术、炙甘草等以使春夏之气长，脾胃之气生。

（二）临床应用

1. 古案赏析

湿热齿痛案

东垣治一妇人，年三十，齿痛甚，口吸凉风则暂止，闭口则复作，乃湿热也。足阳明贯于上齿，手阳明贯于下齿，况阳明多血聚，加以膏粱之味助其湿热，故为此病。用黄连、梧桐泪苦寒，薄荷、荆芥穗辛凉治湿热为主。升麻苦辛，引入阳明为使。牙者骨之余，以羊胻骨灰补之为佐。麝香少许入内为引用，为细末擦之，痛减半。（引自《名医类案·牙》）

《东垣试效方》记录一病案：刘经历之内，年三十余，病齿痛不可忍，须骑马外行，口吸凉风则痛止，至家则其痛复作。时李杲诊之曰："此病乃湿热为邪也。"因足阳明胃腑主受纳膏粱之味，可助湿热，故用调胃承气汤去芒硝加黄连以治本；又因阳明之络行于上下齿，且足阳明之脉之腑多气多血，而用黄连、胡桐泪、新薄荷叶、荆芥穗等寒凉之品，以其寒凉之气，治其风热，并以升麻为使行阳明经，引诸药达于病所；但因芒硝一味主通利下行，此方去芒硝之意是为保护中焦脾胃阳气而设，无使脾胃之气下溜，阴火内生。

2. 临证治验

胡某，男，50岁，教师，已婚。2014年8月20日初诊。

患者平素工作繁忙劳累，近月来因编书常至深夜不睡，于

10天前，右下侧牙龈开始肿胀疼痛、牙根松动，虽经消炎药物治疗，疼痛未见明显好转，近3天来牙龈疼痛剧烈，难以忍受，服用止痛药后疼痛缓解，伴有失眠、胃脘部隐痛，大便不爽，遂来求医。舌质红，苔厚微黄腻，脉大有力。

中医诊断：牙痛，中土伏火。

西医诊断：牙周炎。

治疗原则：益气升阳，泻火和胃。

选方用药：补中益气汤合牢牙散加减。

升麻6g、羌活3g、草龙胆10g、龙齿10g、党参10g、黄芪15g、草豆蔻3g、炒白术10g、黄连5g、生地10g、炙甘草6g。5剂。每日1剂，水煎服。并嘱节饮食。

6天后复诊，诉服药1剂后次日牙疼明显好转，牙根也变得坚固。服药5天内疼痛未见发作。

按语：患者平素劳累、思虑过多，元气被遏，热伏中土，循阳明经上炎，遂致牙龈肿痛。治宜益气升阳，清泻伏火。故用补中益气汤合牢牙散加减治疗而病愈。

第十章 升阳消实法

升阳消实法是指通过升阳的方法来消除、消散气、血、水、痰、湿、食等病理产物在体内异常壅滞而形成的结块、积聚的方法。

第一节 升阳理气法

升阳理气法是指通过升阳的方法来调畅气机、消散气滞、解除气郁的治疗方法。包括升阳顺气法和升阳散气法。

升阳顺气法是指通过升阳的方法来调畅气机，恢复升降功能的治疗方法。

（一）代表方

升阳顺气法的代表方为升阳顺气汤，其药物组成有黄芪30g，半夏9g，草豆蔻6g，神曲4.5g，升麻、柴胡、当归身、陈皮各3g，炙甘草、黄柏各1.5g，人参3g。用于主治因饮食不节，劳役所伤导致的腹胁满闷，短气等。

类方有升阳散气法的代表方散滞气汤，其药物组成为当归6g、陈皮9g、柴胡12g、炙甘草3g、半夏4.5g、生姜5片、红花少许。用于主治因郁气结中脘而致腹皮底微痛，心下痞满，不思饮食，虽食不散，常常有痞气。

（二）临床应用

1. 古案赏析

（1）气滞结胸案

林珮琴治金氏。诸阳受气于胸中，喻氏谓胸中阳气所经，如离照当空，旷然无外，设地气一上，则晦塞有加。今脘闭食胀，清阳不旋，浊气失降，午后足肿，阳益下陷矣。用升清降浊。桔梗、半夏、橘白、升麻、砂仁壳、枳壳、茯苓，加姜枣煎。服愈。（引自《类证治裁》）

按语：清阳不升，浊气失降，导致气机运行受阻，气滞胸中，故当治以升清降浊，调畅气机，用桔梗、升麻以升清阳，半夏、砂仁壳以化湿降浊，配以枳壳、橘白理气宽胸。

（2）气滞结胸案（学山公案）

泗港陆九文昆仲，夙年相知也。仲秋之月，久凝三公郎忽寒热头痛，从胸至腹，胀闷不堪，久文知医，先服解肌消导之剂，不效，来镇相邀，值予在云亭曹氏，乃请承调远往诊，用小柴胡加石膏，头痛虽止，诸症转甚，加以恶心，使者相望于道，适又他出，不得已延余弟宇瞻诊视，云是结胸，主以瓜蒌、山栀、枳实、竹茹、黄芩等药，服后，胸闷愈痛，伊兄允升，躬叩予门，同仲儿寻至幕义庄，飞棹归家，薄暮始得抵彼，病者闻声欣然曰："先生其救我乎！"盖望之久矣。予因思结胸成于下早，否则日久邪陷亦成，今疾作而痛随起，定非结胸，细按右脉弦中带紧，其间必有寒物阻住升降，以寒凉治之，所以胀痛日甚，况是日阴雨两旬，天时之湿，感召极速，必平胃散加藿香、腹皮、苏梗、半夏、柴胡、乌药，始得破其壅塞，忙服一剂，下咽后恶心顿止，觉腹有声如雷，顷刻胀痛若失，遂能安卧无虞。

苍术、陈皮、厚朴、甘草、藿香、腹皮、苏梗、半夏、柴胡、乌药。（引自《龙砂八家医案》）

2. 临证治验

（1）气郁胃痛案

章某某，女，48岁，个体业主，已婚。2000年6月11日初诊。

患者平素急躁易怒，胃脘部疼痛反复发作已有6年，常常因为饮食过饱或情志不遂等原因而诱发或加重。曾先后服用中西药治疗，可暂时缓解。两天前因与丈夫发生争执后，出现胃脘部胀闷疼痛，痛势较剧，两胁胀痛，嗳气频作，大便不爽，遂来诊。T36.3℃，P75次/min，R19次/min，BP120/75mmHg，神志清，舌质红，苔薄白，脉弦，上腹部剑突下压痛。胃镜示：十二指肠球部发现一处0.4cm×0.6cm溃疡灶。

中医诊断：胃痛，肝气犯胃。

西医诊断：十二指肠球部溃疡。

治疗原则：升阳顺气，疏肝和胃。

选方用药：升阳顺气汤加减。

黄芪10g、半夏10g、草豆蔻5g、神曲10g、升麻10g、柴胡10g、当归10g、陈皮5g、香附10g、甘草5g、黄柏10g、党参10g、蒲黄10g、五灵脂10g。7剂。每日1剂，水煎服。

服药7剂后，胃脘部疼痛等症状均明显好转。用原方或调中益气汤加减调理3个月余，诸症悉愈。复查胃镜检查示十二指肠未发现溃疡灶。

按语：患者平素性格急躁易怒，肝失疏泄条达之性，气郁横逆犯胃，故出现胃脘部胀闷疼痛。用升阳顺气汤以升阳疏肝，畅达气机，达到顺气和胃的目的。

（2）肝郁胃痛案

谷某某，女，38岁，职员，已婚。2003年6月20日初诊。

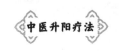

患者胃脘部疼痛反复发作3年，每因情志不遂而诱发。曾经中西药治疗，病情反复未愈。昨日因与邻居发生争执后，出现胃脘部胀痛加剧，伴有两胁胀满，嗳气频频，矢气则舒，口苦，大便不爽，遂来求医。T36.5℃，P72次/min，R18次/min，BP116/76mmHg。舌质红，苔薄白微腻，脉弦。胃镜检查示：十二指肠球部溃疡。

中医诊断：胃痛，肝气犯胃。

西医诊断：十二指肠球部溃疡。

治疗原则：升阳解郁，疏肝和胃。

选方用药：木香顺气丸加减。

木香10g、厚朴10g、青皮5g、陈皮5g、白茯苓10g、干姜5g、半夏10g、吴茱萸5g、黄连5g、当归10g、升麻10g、柴胡10g、草豆蔻5g、苍术10g、生甘草5g。5剂。每日1剂，水煎服。并嘱节饮食。

6天后复诊，诉服药1剂后胃脘疼痛明显好转。服药5天内胃脘疼痛未见发作，嘱守原方加减。3个月后复查胃镜，胃与十二指肠均未发现溃疡病灶。

按语：肝失疏泄，气机郁滞，肝气横逆走窜犯胃，则胃脘疼痛。治宜升阳解郁，疏肝和胃。用木香顺气丸加减治疗，用木香、青皮、陈皮理气疏肝；草豆蔻、厚朴化湿和胃；升麻、柴胡升阳解郁。方中加用黄连，以清肝胆之火，伍以吴茱萸，其辛能入肝散郁，其温能温中和胃，起到调和肝胃的作用。

第二节 升阳消痞法

通过升阳方法，达到解除痰结、气郁，消除痞满的目的，称为升阳消痞法。

（一）代表方

升阳消痞法的代表方为消痞汤，其药物组成主要为：枳实炒、当归梢各6g，陈皮、生姜、木香各9g，柴胡12g，草豆蔻、炙甘草梢各15g，半夏6g，红花少许，上为末，作一服，水二盏，生姜3片，煎至一盏，食远服，忌酒湿面。主治因忧气郁中脘，腹皮里微痛，心下痞满，不思饮食。

其类方有葶苈丸治心下痞，胸中不利。由半夏、厚朴、石膏、青皮各5g，当归身7g，白豆蔻仁、缩砂、茵陈、葛根各10g，炙甘草、羌活、黄芩、苦葶苈、人参、柴胡、独活各9g等药物组成。

（二）临床应用

1. 古案赏析

胸痞案

一妇因哭子后胸痞，有块如杯。食减，面淡黄䵟黑，惫甚。脉弦细虚涩。日晡发寒热，知其势危。补泻兼用。以补中益气汤随时令加减。与东垣痞气丸相间服之。食前用汤。食后用丸。必汤多于丸也。（引自《名医类案·积块》）

按语：脾胃虚弱，化源亏虚，痰气交阻，胸阳被遏，而成胸痞，元气被遏，热伏中土，则日晡发寒热，治拟补中益气，升阳散火，方用补中益气汤。

2. 临证治验

痞满案

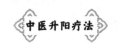

蒋某某，女，40岁，初诊时间：2016年12月14日。

患者上腹部胀满，有烧心感8个月，胃镜检查诊断为慢性浅表性胃炎，自诉近2个月上腹部胀满加重，嗳气后腹部胀满感减轻，食后腹胀加重，且有明显的食欲不振，舌质嫩稍红，舌苔微黄腻，脉弱而弦。

中医诊断：痞满，气虚夹痰热互结。

西医诊断：慢性浅表性胃炎。

治疗原则：健脾益气，清热消痞。

选方用药：补中益气汤合枳术丸加减。

柴胡6g、葛根10g、麸枳实10g、陈皮6g、炒白术10g、醋香附6g、苏叶6g、麸白芍10g、砂仁3g（冲服）、川芎6g、黄连3g、党参10g、黄芪15g、炒麦芽20g、厚朴6g、姜半夏6g、甘草3g。

按语：此为素体中焦脾胃气虚，痰湿内停，阻碍气机，夹痰气交阻，化热成痞所致。治疗上以补中益气汤益气健脾助运以治其本，合枳术丸化湿理气消痞而治其标，加黄连清热，炒麦芽化食，诸药合用起到了益气健脾，清热理气，化痰消痞的作用。

第三节　升阳化瘀法

升阳化瘀法是指通过升阳的方法，达到通畅血脉、消散瘀滞的目的，称为升阳化瘀法。

一、升阳和血法

（一）代表方

当归和血散（又称当归和血汤）由川芎 1.2g，青皮、槐花、荆芥穗、熟地黄、白术各 1.8g，当归身、升麻各 3g 组成，用法：上件为细末，每服二三钱（6 ~ 9g），清米饮汤调下，食前。该方出自《脾胃论 · 论饮酒过伤》，治肠澼下血，湿毒下血。

助阳和血汤（《兰室秘藏》），药物组成：蔓荆子 1.2g，香白芷 1.5g，柴胡、黄芪、炙甘草、当归身、防风各 2.5g，升麻 3.5g。上㕮咀，都作一服，水一盏半，煎至八分，去渣，稍热服，临卧，避风寒处睡。用于治疗眼发之后，微有上热，白睛红，隐涩难开，睡多眵泪。

和血益气汤由柴胡、炙甘草、生甘草、麻黄根各 1.5g，酒当归梢 2g，酒知母、酒汉防己、羌活各 2.5g，石膏 3g，酒生地黄 3.5g，酒黄连 4g，酒黄柏、升麻各 5g，杏仁、桃仁各六个，红花少许组成。上㕮咀，都作一服，水二大盏，煎至一盏，去渣，温服，忌热湿面酒醋等物。出自《兰室秘藏 · 消渴门》，治口干、舌干，小便数，舌上赤脉，此药生津液，除干燥，生肌肉。

苍术复煎散（《兰室秘藏 · 腰痛门》）由红花 0.5g，黄柏 1.5g，柴胡、藁本、泽泻、白术、升麻各 2.5g，羌活 5g，苍术 20g 组成。治“寒湿相合，脑户痛，恶寒，项筋脊骨强，肩背胛眼痛，膝膑痛无力，行步沉重”。

（二）临床应用

1. 古案赏析

经滞麻木案

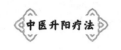

丁未年九月间，李正臣夫人病，诊得六脉俱中得弦洪缓相合，按之无力。弦在其上是风热下陷入阴中，阳道不行。是证合目则浑身麻木，昼减而夜甚；开目则麻木渐退，久则绝止，常开其目，此证不作。惧其麻木，不敢合眼，致不得眠，身体皆重，有时痰嗽，觉胸中常似有痰而不利，时有躁作，气短促而时喘，肌肤充盛，饮食、大小便如常。唯畏其麻木不敢合眼为最苦。观其色脉，形病相应而不逆……以此验之，非有风邪，乃气不行也，何可治风，惟补其肺中之气，则麻自去矣……当升阳助气益血，微泻阴火与湿，通行经脉，调其阴阳则已矣。非五脏六腑之本有邪也。补气升阳和中汤主之。

补气升阳和中汤：黄芪五钱，人参三钱，炙甘草四钱，陈皮、白术各二钱，白芍药三钱，生甘草一钱，草豆蔻一钱半，升麻一钱，酒制黄柏一钱，佛耳草四钱，当归身二钱，白茯苓、泽泻、柴胡各一钱，苍术一钱五分，上件㕮咀，每服秤三钱，水二大盏，煎至一大盏，热服，早饭后、午饭前分服而愈。（《东垣试效方》）

按语：李杲指出："《针经》又云：开目，则阳道行，阳气遍布周身；闭目，则阳道闭而不行，如昼夜之分，知阳衰而阴旺也。且麻木为风，三尺之童皆以为然。细校之有区别耳。久坐而起亦有麻木，谓如绳缚之人，释之觉麻作而不敢动，良久则自已。”本案患者为肺气虚，阳道不行而成麻木之病。其治疗“惟补肺中之气”故用参芪以治其虚，伍以升柴以升其阳，行其气，通其道。

2. 临证治验

痛经案

王某，女，已婚，28岁。2001年11月8日初诊。

经行腹痛2年。14岁月经初潮，经行规则。2年前无明显诱因出现经前、经行少腹疼痛坠胀，久站后尤甚，不能坚持工作，面白少华，头晕，神疲乏力，肛门坠胀痛，大便次数增多，经量中等，经色红夹小血块，6天干净，纳、寐尚可，舌淡，苔薄白，脉细无力。B超检查：盆腔内无异常。

中医诊断：痛经，气虚血瘀。

治疗原则：益气举陷，化瘀止痛。

选方用药：拈痛汤加减。

白术10g、党参10g、升麻10g、葛根10g、苍术10g、防风10g、知母10g、泽泻10g、黄芩10g、当归10g、炙甘草5g、蒲黄10g、五灵脂10g、田七3g、延胡索10g。

每日1剂，水煎分2次服，连服4剂。药后经行腹痛大减，头晕、神疲乏力好转。继服上方4剂，并嘱其下次行经前4～5天复诊。坚持治疗3个月经周期，痛经消失，随访半年未见复发。

按语：痛经是指正值经期或经行前后，出现周期性小腹疼痛，或痛引腰骶，甚则剧痛昏厥者。经者血也，痛者滞也，通则不痛，然通之之法，要根据证之寒热虚实。本例患者乃因中气下陷，以致经行时载运乏力，血液运行迟滞，形成瘀血。气为血帅，气行则血行，故以拈痛汤，加失笑散、田七、延胡索以益气举陷，化瘀止痛，使气血调达，瘀血得祛，通则不痛。

二、升阳活血法

（一）代表方

破血散疼汤（《兰室秘藏·腰痛门》），其药物组成为羌活、防风、中桂各 3g，苏木 4.5g，连翘、当归梢、柴胡各 6g，水蛭 9g，麝香少许。上件分作二服，每服酒二大盏，水一大盏，除水蛭、麝香另研如泥，煎余药作一大盏，去渣，上火令稍热，调二味，空心服之，两服立愈。临床中用于治疗乘马损伤，跌其脊骨，恶血流于胁下，其痛苦楚，不能转侧，妨于饮食。

地龙散（《兰室秘藏·腰痛门》）由当归梢 3g，中桂、地龙各 4g，麻黄 6g，苏木 6g，独活、黄柏、甘草各 10g，羌活 12g，桃仁 6 个等药物组成。治腰脊痛，或打仆损伤，从高坠下，恶血在太阳经中，令人腰脊痛，或胫、腨、臂、股中痛不可忍，鼻塞不通。

（二）临床应用

1. 名家医案赏析

蔡女。正值经行，骤逢拂逆，从此经少而少腹胀痛，古人谓木不条达，正对此等症候而言。

全当归 9g、白芍 9g、丹参 9g、柴胡 9g、云苓 12g、薄荷尖 3g（后下）、甘草 2.1g、生姜 3 片。另：五灵脂、香附、莪术、肉桂各 6g、研末，每服 1.5g。（引自《章次公医案》）

按语：经行期间，骤逢拂逆，气滞血瘀，经脉不通，故可见经少而少腹胀痛，治以升阳理气，活血化瘀。全当归、莪术、五灵脂、丹参活血化瘀，柴胡、薄荷尖升阳以助升清，配香附、白芍疏肝解郁，加生姜、肉桂以温阳。

2. 临证治验

（1）中风案

陈某，男，60 岁，已婚，干部。2001 年 4 月 15 日初诊。

患者十天前早晨起床后发现左侧肢体无力，活动不利，在本单位医务室就诊，经输液治疗（用药不详），效果不明显，今日左侧肢体无力加重来诊。症见：左侧肢体瘫痪，伴有神萎乏力倦怠。饮食，睡眠正常，二便调，夜寐安。既往有高血压病史 5 年。T36.8℃，P76 次 /min，R18 次 /min，BP160/92mmHg，神志清楚，口角歪斜，流涎，主动脉瓣听诊区第二心音亢进。左上肢肌力 0 级，左下肢肌力 I 级，左侧巴宾斯基征阳性。舌淡红带紫，脉细弱无力。头颅 CT 示：右侧脑梗死。

中医诊断：中风，中经络。

西医诊断：脑梗死；

高血压。

治疗原则：升阳益气，通络活血。

选方用药：破血散疼汤合补阳还五汤加减。

羌活 10g、防风 10g、桂枝 3g、当归 10g、柴胡 10g、水蛭

10g、黄芪 50g、红花 5g、桃仁 10g、丹参 10g、牛膝 10g、赤芍 10g、地龙 10g、川芎 10g。连服 7 剂。每日 1 剂，水煎服。

复诊，见左半身瘫痪略有举移。照原方加葛根、菖蒲各 10g，一个月后，能行走，并能开始言语。连服两个月后，言语、步履都恢复正常。

按语：本虚标实，乃气虚不能行其瘀，瘀血阻络，脉络不畅，故见肢体瘫痪诸症。用破血散疼汤合补阳还五汤，意在补气升阳化瘀，取得了显著的临床效果。

（2）胸痹案

李某某，女，68 岁，已婚，退休干部。1999 年 11 月 2 日初诊。

3 年前因劳累出现胸闷胸痛，向左肩背放射，稍作休息后疼痛可自行缓解，常因劳累、情绪激动诱发。近一个月以来劳累后胸闷痛明显加重，每日发作 2～3 次，持续 3～5 分钟。胸闷胸痛，时作时止，心悸气短，倦怠乏力，二便调，夜寐安。T36.6℃，P80 次 /min，R19 次 /min，BP125/75mmHg。神志清楚，面色不华，两肺呼吸音清，心界不大，心率 80 次 /min，律整、无杂音，舌淡红苔薄白，脉弱无力。胸片未见异常。心电图示 avF 导联 ST 段水平下移为 0.1mV。查血脂示总胆固醇 4.5mmol/L。

中医诊断：胸痹，气虚夹瘀。

西医诊断：冠心病，心绞痛。

治疗原则：升阳通络，益气活血。

选方用药：破血散疼汤加减。

羌活 10g、防风 10g、桂枝 5g、苏叶 10g、当归 10g、柴胡 10g、水蛭 10g、地龙 10g、瓜蒌皮 10g、黄芪 30g、别直参 10g、生甘草 5g。5 剂。每日 1 剂，水煎服。

5 天后复诊，诉胸闷胸痛发作次数减少，程度减轻。照原方加麦冬 10g、五味子 10g，继续服用两个月后，诸症消失。复查心电图示未见异常。

按语：老年心气不足，血行不畅，气血瘀滞，故见胸闷胸痛。用羌活、防风、桂枝等升阳以通脉；水蛭、地龙活血以通络；黄芪、别直参补气以养心；瓜蒌皮、柴胡理气以宽胸。诸药相伍，升阳通络，益气活血，使胸痹得以消除。

第四节　升阳导滞法

通过升阳方法，消除饮食、瘀血、痰浊等积滞的方法，以恢复脾胃运化功能的治法的方法，称为升阳导滞法。

（一）代表方

升阳导滞法的代表方为导滞通幽汤，其药物组成为当归、升麻、桃仁泥各 10g，生地黄 5g，红花 1g，熟地黄 5g，炙甘草 1g，主治大便难，幽门不通上冲，吸门不开，噎塞不通，燥闭气不得下。

（二）临床应用

1. 古案赏析

肠风脏毒案

治新市陈鹿塘，有肠风脏毒之证。大便燥结，数日不能一行。痛苦殊甚，百医不效。其脉两寸皆散，两关皆弦而无力，两尺洪滑左尤甚。曰：东垣谓大肠喜清而恶热，脾胃喜温而恶寒。以胃属土而大肠属金也。今此乃胃寒肠热之证，当以肠风脏毒之药为君主，外以养血之剂裹之，使不伤胃气，盖药先入胃，而后传入大肠，入胃时裹药未化，及入大肠，则裹药化而君药始见，亦假途灭虢之策也，因以大黄九浸九蒸九晒二两，木耳二两，槐花三两，郁李仁、皂角子、象牙屑、条芩各一两，血余炭、升麻、荆芥各五钱，为末炼蜜丸，外以四物汤加蒲黄各十钱为衣，空心午后，各以米汤二钱，果血止而大便不燥，饮食日加矣。（《孙一奎医案》）

按语：肠风脏毒，大便燥结，责其血虚肠燥不得润，故用养血润便之剂加升麻、荆芥等升阳风药治疗。常用黄芪人参汤或四物汤加羌活、防风等升阳风药，旨在升阳行气以恢复肠道的升降之机。“其中更加升发之药，令其元气上升，塞因塞用，因曲而为之直。”

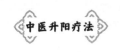

2. 临证治验

便秘案

陈某，女，70岁。初诊时间：2003年4月11日。

患者近年来，常觉大便窘困肛门，临厕努挣至汗出而不能排便，或排出少许细软便，经有关检查未见异常，多方医治效不佳。诊见：面色无华，气短乏力，易汗出，头晕、心悸，失眠健忘，脘痞纳呆，舌质淡，脉细无力。证属中气下陷，大肠传送无力。

中医诊断：便秘，中气下陷。

西医诊断：习惯性便秘。

治疗原则：升阳举陷，益气通便。

选方用药：补中益气汤加减。

黄芪 30g，党参、白术各 30g，当归、陈皮、枳壳各 10g，升麻、柴胡、炙甘草各 6g，火麻仁 15g。5 剂，每日 1 剂，水煎分 2 次服。

药后头晕、心悸、气短减轻，但大便仍不爽，思药已对证，但病重药轻，故重用黄芪、白术各 50g，继服 3 剂，药后大便爽快，诸症若失，再服 10 剂，以巩固疗效。随访半年大便正常。

按语：胃主受纳腐熟，脾主运化，又主统血，脾升胃降，共同完成水谷的消化、吸收与输布。本例患者中气不足，脾胃升降功能失调，大肠传送无力，虽有便意，临厕须竭力努挣，而大便并不干硬。气虚卫外不固，故挣则汗出气短；脾失健运，化源不足，故面色无华，神疲乏力。治宜益气举陷，方用补中益气汤加味。方中以黄芪为主补益元气；辅以党参、白术、炙甘草健脾益气；当归补血；陈皮、枳壳理气；火麻仁润肠通便；佐以少量升麻、柴胡升举下陷清阳，有提壶揭盖之功。药证相符，故获效颇佳。

【第五节】 升阳化积法

升阳化积法是指通过升阳达到消积行滞目的的方法。可用于食积、肉积、水积、气积等。

（一）代表方

升阳化积法的代表方有木香见蚬丸。其药物组成为神曲炒黄色、京三棱各 30g，石三棱、草豆蔻、香附子各 15g，升麻、柴胡、木香各 9g，巴豆霜 1.5g，上为末，汤浸蒸饼为丸，如绿豆一倍大，每服 30 丸，温白汤下。量所伤多少服之。主治伤生冷硬物，心腹满闷疼痛。

（二）临床应用

古案赏析

癖积案

龚子才治小儿患痞癖，服槟榔、蓬术、枳实、黄连之类，痞益甚。曰：此脾经血虚痞也，不可克伐，遂用六君子加当归数剂。胃气耗惫，脾胃损伤，气血干涸，肢体羸瘦，面色萎黄，肚大青筋，身热自汗，喘急气促，泄泻腹胀，浮肿不思饮食，与补中益气汤，久服而愈。（《续名医类案·癖积》）

第六节　升阳利水法

通过升阳以通利水道、渗泄水湿，达到消除水液停留的方法，称为升阳利水法。

（一）代表方

升阳利水法代表方有拈痛汤。其药物组成为白术 4.5g，人参、苦参、升麻、葛根、苍术各 6g，防风、知母、泽泻、黄芩、猪苓、当归各 9g，炙甘草、茵陈、羌活各 15g。主治湿热为病，肩背沉重，肢节疼痛，胸膈不利。

（二）临床应用

1. 古案赏析

湿气胯痛案

一人湿气，二胯痛，小便不利。当归拈痛汤加滑石、木通、灯心、猪苓、泽泻。（引自《名医类案·湿》）

按语：水湿停留，阻遏阳气，气化不利则小便不利，气血运行不畅，经脉闭阻故二胯痛，法当升阳利水法。用拈痛汤，加滑石、木通、灯心、猪苓、泽泻等意在加重利尿。

2. 临证治验

饮留不寐案

吴某，男，32岁，初诊时间2010年3月8日。

患者自述近半年来睡眠不佳，经常入睡困难，多梦或早醒，白天自觉口渴，但渴不欲饮水，特别是不欲饮冷水，饮水后经常出现胃脘部隐隐作痛，伴有身体困重，汗多而黏。舌苔稍厚微腻，舌大有齿痕，脉弱。

中医诊断：不寐，饮停胃脘。

西医诊断：睡眠障碍。

治疗原则：补脾、温饮、化水。

选方用药：春泽汤加减。

葛根10g、茯苓10g、猪苓10g、生白术12g、黄芪30g、桂枝3g、厚朴6g、陈皮6g、甘草3g。7剂，每日1剂，水煎两次分服。

按语：《素问·逆调论》指出："胃不和则卧不安。"患者脾胃虚弱，气化不利，阴化太过，痰湿内停而成留饮。饮停则津液不能上承，出现口渴，方用春泽汤健脾温阳，化气以行水，祛湿补脾，补气利枢机，加葛根升清化浊助气化行水，使停留于胃内的饮邪得以疏散，恢复胃气，水饮得温化，脾胃之气得以升降，胃和则精神安，故治疗后恢复正常的睡眠。

第七节　升阳化痰法

通过升阳以化除痰湿的方法，称为升阳化痰法。

（一）代表方

升阳化痰法的代表方为柴胡半夏汤。药物组成为半夏 6g、炒曲 3g、生姜 10 片、柴胡 1.5g、升麻 1.5g、苍术 3g、藁本 1.5g、白茯苓 2g。用于治疗旧有风证，不敢见风，有痰眼黑，恶心欲吐，风来觉皮肉紧，手足重难举，居暖处有微汗便减，再见风其病即便复。

（二）临床应用

1. 古案赏析

口渴吐痰案

孙都宪形体丰厚，劳神善怒，面带阳色。口渴吐痰，或头目眩晕，或热从腹起。左三部洪而有力，右三部洪而无力。乃足三阴亏损。用补中益气加麦门、五味及加减八味丸而愈。（引自《名医类案·痰》）

按语：形盛痰重之体，虽形体丰厚，但脾肾皆虚，摄纳无力，所以左三部洪而有力，右三部洪而无力。用补中益气汤以补气升清化痰，加八味丸以补肾助气化，用麦冬、五味敛肺气，以助肺之宣降化痰。

2. 临证治验

黄某某，男，5岁。初诊时间：2000年4月3日。

呼吸困难反复发作2年，今日受凉后再次发作2小时。患者2年来每因受凉出现鼻痒，喷嚏，流涕，继则呼吸困难，以呼气为主，喉中哮鸣有声，干咳少痰，胸闷，移时自行缓解。近半年来发作较前频繁，平均每月发作1次，未经系统治疗。现患者呼吸困难，喉中哮鸣有声，胸膈满闷，面色晦滞，口渴喜饮。舌苔微黄，腻滑，脉弦数。T37.6℃，P110次/min，R 21次/min，BP130/75mmHg。发育正常，口唇紫，见三凹征，双肺叩诊呈过清音，听诊满布哮鸣音，心率110次/min，心律规整，未闻及杂音，肝脾未及。胸透示两肺透亮度增加。

中医诊断：哮证，发作期。

西医诊断：支气管哮喘。

治疗原则：升阳解郁宣肺，清热化痰平喘。

选方用药：通气防风汤加减。

防风10g、麻黄10g、陈皮5g、党参10g、甘草5g、藁本10g、白豆蔻5g、黄芩10g、升麻10g、柴胡10g、五味子10g、干姜6g、鱼腥草30g、细辛3g。

按语：痰湿伏肺，受凉后引发，痰升气阻，气道不通，故见呼吸困难，喉中哮鸣有声，肺气郁闭，不得宣畅则见胸膈满闷诸症。本方用防风、升麻、柴胡升阳解郁；麻黄宣肺平喘；

鱼腥草、黄芩清热，配五味子、干姜、细辛化痰。诸药合用，起到升阳解郁宣肺化痰，清热化痰平喘的作用。

第八节　升阳解酒法

通过升阳以排出、解除酒毒方法，称为升阳解酒法。

（一）代表方

升阳解酒法的代表方为葛花解醒汤，其药物组成白豆蔻仁、缩砂仁、葛花各 15g，干生姜、神曲、泽泻、白术各 6g，橘皮、猪苓、人参、白茯苓各 4.5g，木香 1.5g，莲花青皮 1g。上为极细末，称和匀，每服三钱匕（10g），白汤调下，但得微汗，酒病去矣。主治酒客饮酒太过。

（二）临床应用

1. 古案赏析

酒湿案

唐蔚芝先生之太翁若钦老先生年七十余，足上数发酒湿，忽而饮食少进，请城南某君诊视，用消运之品，屡服如故。先生诊之曰：“此高年气虚，无力运化，非用参术不可；若用消导，是更伤其中气矣！”用补中益气汤加减，一服而胃醒，连服数剂而饮食如常。（引自沈祖复《医验随笔》）

按语：年事已高，元气不足，脾胃虚弱，加上素嗜饮酒，酒湿内生，更加阻碍脾胃升清之性，故发纳呆而饮食少进。故治宜补益元气，健脾升清，化湿助运，故用补中益气汤加减，一服而胃醒，病复如初。

2. 临证治验

(1) 瘾疹案

陈某，男，33 岁，个体业主。1999 年 3 月 5 日初诊。

酒后全身瘙痒，搔之红斑隆起，堆累成片，时隐时现反复发作两年。曾经中西药多方治疗，症状未见好转。日前饮酒，瘾疹又发，瘙痒不断，舌红，苔黄微腻，脉弦。

中医诊断：风疹，酒湿夹风。

西医诊断：荨麻疹。

治疗原则：升阳运脾，除湿疏风。

选方用药：葛花解酲汤加减。

青、陈皮各 5g，木香 5g，党参、白术、茯苓、猪苓、泽泻各 10g，砂仁 3g（冲服），白蔻仁 6g，神曲、苦参各 10g，葛根（代葛花）、白鲜皮、地肤子各 15g，生甘草 3g。3 剂，每日 1 剂，水煎分 2 次服。

3 日后来述，服药 1 剂后，是日晚与友人饮酒，瘾疹未发。继服 5 剂以善后。

按语：此为酒湿动火生风为患。酒为辛热之品，多饮则动火生风遂致瘾疹之患。李时珍指出："醉卧当风，则成癜风。"用葛花解酲汤健脾燥湿、升阳祛风，伍以白鲜皮、地肤子、苦参之品除热化湿以解酒毒。

(2) 头风案

周某，男，27 岁，个体业主。1998 年 11 月 3 日初诊。

3 日前从武汉经商回温，是夜与友人饮酒甚欢达旦，遂觉头痛如劈，以颠顶部为甚，舌质淡，苔薄白微腻，脉稍紧。

中医诊断：头风，湿浊阻络。

西医诊断：血管性头痛。

治疗原则：升阳运脾，除湿通络。

选方用药：葛花解酲汤加减。

青陈皮各3g，干姜5g，青木香、党参、白术、茯苓、猪苓、泽泻、朱麦冬、神曲、葛根、藁本、川芎、蔓荆子各10g，砂仁3g（冲服），白蔻仁、生甘草各3g。2剂，每日1剂，水煎分2次服。次日来述，服药1剂后约2小时，头痛顿觉缓解，今神清痛止。

按语：脾弱湿盛之体，复因暴饮化痰生风，风痰相结，上冲于脑，即令头痛。用葛花解酲汤健脾助运以化痰，藁本、蔓荆子、川芎、细辛以祛风止痛。

葛花解酲汤为李杲治疗“饮酒过伤”之剂。李杲指出：“夫酒者，大热有毒，气味俱阳，乃无形之物也。若伤之，止当发散，汗出则愈矣。”临床中笔者用此方加减化裁治疗因大量饮酒而引起的多种杂症，常能收到意外的满意疗效，确有药到病除如桴鼓相应之功，实为治疗酒伤的良药，现录临床所治确验者，以证古贤之方药精良美妙。

第九节　升阳解毒法

中医认为“毒”是指对机体有害的物质或因素，包括热毒、寒毒、疫毒、蛊毒、湿毒、火毒及食毒等。通过升阳的方法，减缓或去除毒性，以达到解除毒邪目的的方法称为升阳解毒法。通常包括升阳托毒法、升阳消毒法。

一、升阳托毒法

通过升阳以托毒外出的方法，称为升阳托毒法，适用于疮疡中期毒邪盛而正气未衰，尚未溃破者。

（一）代表方

升阳托毒法的代表方为内托黄芪酒煎汤（《东垣试效方》）。其药物组成为柴胡 4.5g、连翘 3g、肉桂 3g、黍黏子 3g、黄芪 6g、当归尾 6g、黄柏 1.5g、升麻 2.1g、炙甘草 1.5g。主治各种痈肿疮疡。

类方有内托黄芪柴胡汤（《东垣试效方》），由黄芪 6g、柴胡 3g、羌活 1.5g、连翘 4g、肉桂 1g、土瓜根 3g、生地黄 3g、黄柏 6g 等药物组成。内托羌活汤由羌活 6g、防风 3g、藁本 3g、肉桂 1g、黄柏 0.6g、连翘 15g、炙甘草 1.5、当归尾 1.5g、黄芪 3g 等药物组成；内托升麻汤由升麻 4.5g、葛根 4.5g、连翘 4.5g、肉桂 1g、黄芪 3g、当归身 3g、黍黏子 1.5g、黄柏 1g、炙甘草 3g 等药物组成。各方方名虽不同，但功用大同小异，都有托毒排脓生肌的作用，治疗各种痈肿疮疡，体现出李杲辨经论治，分经选药的辨治方法。

（二）临床应用

1. 古案赏析

（1）大腿附骨痈案

贾德茂小男，于左大腿近膝股内出附骨痈，不辨肉色，漫肿，皮泽木硬，疮势甚大。其左脚乃肝之髀上也，更在足厥阴肝经之分，少侵足厥阴脾经之分。其脉左三部细而弦，按之洪缓微有力，此药（内托黄芪汤）主之。生地黄一分，黄柏二分，肉桂三分，羌活五分，当归梢七分半，土瓜根酒制、柴胡梢各一钱，连翘一钱三分，黄芪二钱，上㕮咀，都作一服，酒一盏，水二盏，煎至一盏，去柤，空心热服。（引自《兰室秘藏·疮疡门》）

（2）阳明经分出痈案

尹老家素贫寒，形志皆苦，于手阳明大肠经分出痈，幼小有癞疝，其臂外皆肿痛，在阳明左右，寸脉皆短，中得之俱弦，按之洪缓有力。此痈得自八风之变，以脉断之，邪气在表。其证大小便如故，饮食如常，腹中和，口知味，知不在里也。不恶风寒，止热躁，脉不浮，知不在表也。表里既和，邪气在经脉之中。《内经》云：凝于经络为疮痈。其痈出身半以上，故风从上受之。故知是八风之变为疮者也，故治其寒邪，调其经脉中血气，使无凝滞而已。

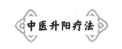

炙甘草一分，升麻、桔梗已上各五分，白芷七分，当归梢、生地黄已上各一钱，生黄芩一钱五分，连翘、黄芪已上各二钱，中桂少许，红花少许，上㕮咀，分作二服，酒水各一大盏半，同煎至一盏，去柤，稍热，临卧服，一服而愈。（引自《兰室秘藏·疮疡门》）

二、升阳消毒法

通过升阳的方法，以消除毒邪，防止中毒加深的方法，称为升阳消毒法。

（一）代表方

升阳消毒法的代表方为黄连消毒饮（《东垣试效方》）。其药物组成有黄连3g、黄芩1.5g、黄柏1.5g、生地黄1.2g、知母1.2g、羌活3g、独活1.2g、防风1.2g、藁本1.5g、当归尾1.2g、桔梗1.5g、黄芪0.6g、人参1g、甘草1g、连翘1.2g、苏木0.6g、防己1.5g、泽泻0.6g、橘皮0.6g，上件锉如麻豆大，都作一服，水三盏，煎至一盏半，去渣，温服，食后。主治大头瘟。

（二）临床应用

1. 古案赏析

李东垣医案：大头瘟案

泰和二年四月，民多疫病。初觉憎寒壮热体重，次传头面肿甚，目不能开，上喘，咽喉不利，舌干口燥。俗云大头伤寒，染之多不救。张县丞患此，医以承气汤加蓝根下之，稍缓。翌日，其病如故，下之又缓，终莫能愈，渐至危笃。请东垣视之，乃曰：身半以上，天之气也，邪热客于心肺之间，上攻头面而为肿。以承气泻胃，是诛伐无过。殊不知适其病所为故。遂用芩、连各五钱，苦寒泻心肺之火；元参二钱，连翘、板蓝根、马勃、鼠粘子各一钱，苦辛平清火散肿消毒；僵蚕七分，清痰利膈；甘草二钱，以缓之；桔梗三分，以载之，则诸药浮而不沉。升麻七分，升气于右；柴胡五分，升气于左。清阳升于高巅，则浊邪不能复居其位。经曰："邪之所凑，其气必虚。”用人参二钱，以补虚。再佐陈皮二钱，以利其壅滞之气。名普济消毒饮子。若大便秘者，加大黄。共为细末，半用汤调，时时服之，半用蜜丸噙化。且施其方，全活甚众。（《古今医案按·大头瘟》）

按语：大头天行，为感受风湿热毒。清热解毒乃其正治之法。但治疗须因人而异，平素正气本虚，或老人妇幼，罹患此疾，标证虽急，亦必得适当加入补中升阳之品。此患者经屡下之后，正气必伤。故东垣以少量人参、陈皮、甘草扶助正气。方中升麻、柴胡既可引诸药直达病所，又可制约苦寒之药，防其凝聚，还可调节人体之气机，助升发脾阳，资助正气抗邪。再以诸苦寒清热解毒之主药攻之则效果显著。

2. 临证治验

痤疮案

叶某，女，23岁，温州市人，初诊时间：2013年10月5日。

患者3个月前脸颊及前额出现细小红疙瘩，不痛不痒，近1个月加重，伴有咽喉疼痛，咳嗽，痰少色黄，便秘，舌淡嫩边尖红，舌苔微黄厚，脉数。

中医诊断：粉刺，肺热。

西医诊断：毛囊炎。

治疗原则：清热透邪，宣肺解毒。

选方用药：银翘散加减。

金银花20g、连翘12g、茯苓10g、黄芩15g、白术10g、干姜3g、玄参20g、炒薏苡仁30g、白花蛇舌草30g、生地

12g、甘草 3g，7 剂，每日 1 剂，水煎分 2 次服。

按语：肺主皮毛，肺热则皮毛受灼，易生疔疖，发生痤疮。肺与大肠相表里，所以肺热导致大肠传导失司，故有便秘，方用连翘、金银花清透肺热，茯苓、白术、薏苡仁补脾益胃化湿，生地凉血降火，重用白花蛇舌草清热解毒而通便。全方达到清泻肺热，凉血清痘的作用。

第十一章 升阳固摄法

通过升阳的方法，以固护正气，阻止气、血、津、液、精等精微物质外脱的治疗方法，称为升阳固摄法。包括升阳固表法、升阳涩肠法、升阳止带法等。

第一节 升阳固表法

通过升阳的方法，以固护体表，阻止津气外泄的治疗方法方法，称为升阳固表法。

（一）代表方

升阳固表法的代表方之一为调卫汤，其药物组成为黄芪、麻黄根各 3g，羌活 2.1g，生甘草、当归梢、生黄芩、半夏各 1.5g，麦门冬、生地黄各 1g，猪苓 0.6g，苏木、红花各 0.3g，五味子 2.1g。上锉如麻豆大，都作一服，水二盏，煎至一盏，去渣，稍热，空心服之。主治湿胜自汗，补卫气虚弱，表虚不任风寒。

代表方之二黄芪汤治表虚恶风寒。由黄芪1.5g，甘草9g，香白芷7.5g，藁本、升麻各6g，草豆蔻、橘皮各4.5g，麻黄、当归身各3g，莲花青皮2.1g，柴胡1.8g，黄柏少许等药物组成。上㕮咀，每服15g，水二盏，煎至一盏，去渣，不拘时服。

代表方之三黄芪白术汤治妇人四肢沉重，自汗，上至头际颈而还，恶风，头痛，燥热，由细辛1g，吴茱萸、川芎各1.5g，柴胡、升麻各3g，当归身4.5g，黄柏、炙甘草、羌活各6g，五味子9g，白术、人参各15g，黄芪30g等药物组成。上㕮咀，每服15g，水二大盏，生姜5片，煎至一盏，去渣，食前热服。如腹中痛不快，加炙甘草3g。汗出不止，加黄柏3g。

（二）临床应用

1. 古案赏析

东垣治一人，二月天气阴雨寒湿，又因饮食失节，劳役所伤，病解之后，汗出不止，沾濡数日，恶寒。重添厚衣，心胸间时烦热，头目昏瞶上壅，食少减。此乃胃中阴火炽盛，与外天雨之湿气，峻然二气相合，湿热大作，汗出不休，兼见风邪以助东方甲乙，以风药去其湿，甘寒泻其热，羌活胜湿汤：以炙甘草、生芩、酒芩、人参、羌活、防风、藁本、独活、细辛、蔓荆子、川芎各三分，黄芪、生甘草、升麻、柴胡、各半钱，薄荷一分，作一服水煎。（《名医类案·汗》）

2. 临证治验

自汗案

尤某某，男，40岁，个体业主。2015年5月16日就诊。

患者平素体质较弱，经常困倦乏力，近月来，白天在稍作活动的情况下，经常出现头面及胸前多汗，自汗后全身乏力加重，舌质淡，稍胖有齿痕，苔薄，脉弱无力。

中医诊断：自汗，气虚不固。

西医诊断：多汗症。

治疗原则：补气益肺，固表敛汗。

选方用药：玉屏风散加减。

黄芪30g、党参10g、防风6g、炒白术12g、葛根20g、生地黄10g、煅牡蛎30g、煅龙骨30g、淮小麦30g、麻黄根12g、甘草3g、炒麦芽20g。

按语：患者平素气虚，阳化不及。肺主皮毛，肺气虚则卫外不固，所以经常在活动后大量出汗，出汗过多又可导致津气耗伤，所以治疗上用黄芪、党参、炒白术补气以助气化，加防风以走表，用煅牡蛎、煅龙骨、淮小麦、麻黄根益肺而固表敛汗。

第二节 升阳止血法

通过升阳的方法，以固摄血液，防止血液外出的治疗方法，称为升阳止血法，包括升阳益气止血法和升阳凉血止血法。

一、升阳益气止血法

（一）代表方

麻黄人参芍药汤：用人参（益三焦元气不足而实其表也）、

麦门冬各1g，桂枝以补表虚，当归身和血养血各1.5g，麻黄去其外寒，炙甘草补其脾，白芍药、黄芪各3g，五味子2个，安其肺气。上件㕮咀，都作一服，水三盏煮麻黄一味，令沸去沫，至二盏，入余药同煎至一盏，去渣，热服，临卧。

黄芪芍药汤由黄芪9g、炙甘草6g、升麻3g、葛根1.5g、羌活1.5g、芍药3g等药物组成。治衄血多岁，面黄，眼涩多眦，手麻木。

（二）临床应用

古案赏析

吐血案

戊申有一贫士，七月中病脾胃虚弱，气促憔悴，因与人参芍药汤。人参芍药汤：麦门冬二分，当归身、人参已上各三分，炙甘草、白芍药、黄芪已上各一钱，五味子五个，上件㕮咀，分作二服，每服用水二盏，煎至一盏去柤，稍热服。既愈，继而冬居旷室，卧热炕而吐血数次。予谓此人久虚弱，附脐有形，而有大热在内，上气不足，阳气外虚，当补表之阳气，泻里之虚热。冬居旷室，衣服复单薄，是重虚其阳。表有大寒，壅遏里热，火邪不得舒伸，故血出于口。因思仲景太阳伤寒一证，当以麻黄汤发汗，而不与之，遂成衄血，却与之立愈，与此甚同。因与麻黄人参芍药汤。（引自《脾胃论·调理脾胃治验治法用药若不明升降浮沉差互反损论》）

按语：《素问·至真要大论》说："必伏其所主，而先其所因。"临床上，血病并非单纯治血，常结合致病因素，与他法兼用，才能更好地发挥治血作用。就风与血的关系而言，内、外风皆可致血病，《素问·阴阳应象大论》谓："阳之气，以天地之疾风名之。"身中阳气变动，可产生内风，《临证指南医案·中风》谓"内风，乃身中阳气之变动"，内风萌动，常致气逆或气血并逆，可见血脉痹阻或血溢脉外的病变。而血病亦可致风病，如血瘀（出血亦可致瘀）、血虚、血热、血燥皆可生风。因内、外风皆可致血病，相互影响，互为因果，故辨证求因，审因论治，利用风药治血，祛除致病因素，振奋人体气化功能，有一般治血药难以替代的独特之处，是风药治血的重要依据。

二、升阳凉血止血法

（一）代表方

升阳凉血止血法代表方为凉血地黄汤，其药物组成为生地黄 1.5g、黄连 1g、黄柏 0.6g、黄芩 0.3g、知母 0.6g、羌活 1g、柴胡 1g、升麻 0.6g、防风 1g、藁本 0.6g、当归 4.5g、甘草 3g、细辛 0.6g、荆芥穗 0.3g、川芎 0.6g、蔓荆子 0.3g、红花少许。用于治疗妇人血崩，是肾水阴虚，不能镇守包络相火，故血走而崩也。

升阳止血法的代表方为三黄补血汤，其药物组成为生地黄 9g、熟地黄 6g、当归 4.5g、柴胡 7.5g、升麻 3g、白芍药 15g、牡丹皮 3g、川芎 9g、黄芪 3g。用于治疗六脉俱大，按之空虚，必面赤善惊，上热，乃手少阴心之脉也。此气盛多而亡血，以甘寒镇坠之剂，大泻其气以坠气浮，以甘辛温微苦，峻补其血。

（二）临床应用

1. 古案赏析

（1）感怒吐血案

陆养愚治少司马陆北川，原有痰火，因感怒后触大怒，夜热咳嗽见红，先服童便数钟，血止嗽亦不甚，清晨复吐血甚多，而嗽亦频，医谓年高浓于房事，投滋阴降火，犀角地黄汤及六味加知柏之类，已五日喘急倚息不眠，畏寒特甚，脉之，两寸关浮洪而滑，两尺稍沉数。曰此感冒未经解散，今将入里。盖初以童便阴凉遏之，致外感内郁。二火皆无所泄。故逆而冲上也，脉实症实，终属有余之邪，今尚畏寒，表症犹在而喘急冲逆，阳明之热尤甚，宜合攻之，解散在经之邪，肃清胃府之热，则诸症自释，因用干葛、石膏为君，桑皮、前胡、苏子、杏仁、薄荷、黄芩为佐，炙细甘草、木通为使。二剂减十之七。（引自《续名医类案·吐血》）

按语：痰火素盛之体，因感怒而郁火内灼伤肺出现咳嗽吐血，治疗上急需升清而泻火，故用干葛配石膏为君，升脾胃清气而泻中焦阴火，佐以薄荷以升少阳之气，加黄芩以清泻少阳之火，桑白皮、前胡、苏子、杏仁可清肺化痰，恢复肺的宣发肃降之性，木通为使，以泻火于小便。

（2）吐血案

一男子咳嗽吐血，热渴痰盛，盗汗遗精用地黄丸料加麦冬、五味治之而愈。后因劳怒，忽吐紫血块，先用花蕊石散，又用独参汤渐愈。后劳则咳嗽吐血一二块，脾肺肾三部皆洪

数，用补中益气六味地黄痊愈。（引自《续名医类案·吐血》）

2. 临证治验

崩漏案

刘某，女，36岁，已婚，教师。初诊时间：1999年8月28日。

患者月经延期，35～45天一行，6～8天干净。本次月事来潮近3个月，开始时淋漓不尽，点滴而下，近两日量多如崩，夹有大血块，颜色紫黯。患者曾用甲羟孕酮（安宫黄体酮）等激素和卡巴克络（安络血）等止血药及抗生素治疗，虽暂时有一定疗效，但停药后则又出血。患者面黄神疲，头昏乏力，腰部疼痛，少腹坠胀，两下肢轻度浮肿，每天晨起阵阵汗出，时有恶寒身热，午后面部有烘热感，两手心发热，饮食尚可，大便干结，2～3天一行，小便正常。实验室检查：血红蛋白82g/L，血小板计数62×10^9/L。子宫内膜病理报告：子宫内膜腺体系增生期改变伴腺体扩张，间质出血。舌质淡红，苔腻，脉细弱。

中医诊断：崩漏，气虚夹瘀。

西医诊断：子宫内膜增生。

治疗原则：补中升阳、活血泻火。

选方用药：补脾胃泻阴火升阳汤加减。

党参15g，黄芪20g，白术10g，赤白芍、当归、黄芩、阿胶、乌贼骨各10g，失笑散12g（包煎），炙龟板12g，炮姜、炙甘草、陈皮各6g，升麻炭5g。7剂。每日1剂，水煎服。

7剂后，崩漏停止，腹胀、腰痛等症状均明显好转，用补中益气丸加减调理3个月余，诸症悉愈。复查血红蛋白112g/

L，血小板计数 98×10^9/L。随访近一年，崩漏未复发。

按语：此为脾肾阳虚，固摄无权，瘀血内阻，血不归经而外流，加之阴火内扰所致。治拟补中升阳、活血化瘀、泻阴火法，用补脾胃泻阴火升阳汤出入。

第三节 升阳涩肠法

通过升阳的方法，以健脾益气，升清固脱，用以治疗中气下陷导致的腹泻、脱肛等病症的方法，称为升阳涩肠法。

（一）代表方

升阳涩肠法的代表方为升阳汤，其药物组成为柴胡、益智仁、当归身、陈皮各 0.9g，升麻 1.8g，甘草 6g，黄芪 9g，红花少许，用于主治大便一日三四次，溏而不多，有时泄泻，腹中鸣，小便黄。

类方有和中益胃汤，由熟地黄 0.9g、当归身酒制 0.9g、升麻 1.5g、苏木 0.3g、藁本 0.6g、炙甘草 0.9g、柴胡 1.5g、益智 0.6g 等药物组成。主治太阴、阳明腹痛，大便常泄。若不泄即秘而难见，在后传作湿热毒，下鲜红血，腹中微痛，胁下急缩，脉缓而洪弦，中之乍得，按之空虚。

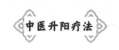

（二）临床应用

1. 古案赏析

脾弱泄利案

予病脾胃久衰，视听半失，此阴盛乘阳，加之气短精神不足，此由弦脉令虚，多言之过，皆阳气衰弱，不得舒伸，伏匿于阴中耳。癸卯岁六七月间，淫雨阴寒逾月不止，时人多病泄利，乃湿多成五泄故也。一日予体重肢节疼痛，大便泄并下者三，而小便闭塞。思其治法，按《内经》标本论：大小便不利，无问标本，先利大小便。又云：在下者引而竭之。亦是先利小便也。又云：诸泄利，小便不利先分利之。又云：治湿不利小便，非其治也。皆当利其小便，必用淡味渗泄之剂以利之，是其法也。噫！圣人之法，虽布在方册，其不尽者，可以求责耳。今客邪寒湿之淫，从外而入里，以暴加之，若从已上法度，用淡渗之剂以除之，病虽即已，是降之又降，是复益其阴而重竭其阳气矣，是阳气愈削而精神愈短矣，是阴重强而阳重衰矣，反助其邪之谓也，故必用升阳风药即差。以羌活、独活、柴胡、升麻各一钱，防风根截半钱，炙甘草根截半钱，同㕮咀，水四中盏，煎至一盏，去柤，稍热服。大法云：湿寒之胜，助风以平之。又曰：下者举之，得阳气升腾而去矣。又法云：客者除之。是因曲而为之直也。夫圣人之法，可以类推，举一而知百病者也，若不达升降浮沉之理，而一概施治，其愈者幸也。（引自《脾胃论·调理脾胃治验治法用药若不明升降浮沉差互反损论》）

2. 临证治验

胡某某，男，4 岁。初诊时间：2002 年 10 月 3 日。

患者腹泻、腹痛反复发作 3 个月，2 天前因过食生冷瓜果与肉类熟食史，数小时后出现腹泻，腹痛，大便稀，微有酸臭，泻后痛减，大便每日 5 ~ 6 次，恶心欲吐，食欲不振，腹胀。来诊。查：T37℃，P86 次 /min，R20 次 /min。神志清，营养差。舌质淡白，苔微黄厚腻。腹膨隆叩鼓，无明显压痛。大便常规：脂肪球（++）。

中医诊断：泄泻，脾虚伤食。

西医诊断：小儿腹泻。

治疗原则：升阳健脾，消食化湿。

选方用药：和中益胃汤加减。

白芍 6g、当归 6g、升麻 6g、苏叶 6g、藁本 6g，炙甘草 3g、柴胡 6g、益智仁 6g、炒麦芽 6g、黄连 1g、吴茱萸 1g。3 剂。每日 1 剂，水煎服。

3 天后复诊，诉服药后，腹痛腹泻明显好转。继服原方加减半个月病愈。随访半年未复发。

按语：患儿因过食生冷瓜果，损伤脾胃，脾伤则运化失司，胃伤则不能消磨水谷。宿食内停，清浊不分，并走大肠，因成泄泻。所以采用和中益胃汤加减以升阳健脾，消食化湿佐以清热治法，取得了显著的疗效。

第四节　升阳止带法

通过升阳的方法，以升举阳气，防止带下过多外脱的治疗方法，称为升阳止带法。

（一）代表方

升阳止带法的代表方有补经固真汤，其药物组成为白葵花去萼研烂 1.2g，甘草炙、郁李仁去皮尖研泥、柴胡各 3g，干姜细末、人参各 1.2g，生黄芩（细研）3g，陈皮 1.5g。除黄芩外，清水三大盏，煎至一盏七分，再入黄芩煎至一盏，去滓。空腹时带热服，候少时以早膳压之。主治妇人白带常漏，下流不止，诸药不效，心包尺脉微，其病在带脉。

（二）临床应用

1. 古案赏析

白带常漏案

白文举正室，白带常漏久矣，诸药不效。诊得心包尺脉微，其白带下流不止。叔和云：崩中日久，为白带漏下时多白滑，血枯。崩中者，始病血崩，久则血少，复亡其阳。故白滑之物下流不止，是本经血海将枯，津液复亡，枯干不能滋养筋骨。以本部行经药为引用、为使；以大辛甘油腻之药润其枯燥，而滋益津液；以大辛热之气味药补其阳道，生其血脉；以苦寒之药泄其肺而救上；热伤气，以人参补之，以微苦温之药为佐而益元气。

白葵花（去萼，研烂）四分，甘草（炙）、郁李仁（去皮尖，研泥）、柴胡已上各一钱，干姜细末、人参已上各二钱，生黄芩（细研）一钱，陈皮（留皮）五分，上件除黄芩外，以水三盏，煎至一盏七分，再入黄芩同煎至一盏，去柤，空心热服，少时以早饭压之。（引自《兰室秘藏·妇人门》）

按语：血崩日久伤及阴血，气随血耗，复亡其阳。阳虚不固，故白滑之物下流不止。所以用辛润之药如当归、白芍以润其枯燥，而滋益津液；以辛热之药如干姜、附子以补其阳道，生其血脉，再加人参以益气，加用柴胡、羌活、独活、防风以升阳固脱。

2. 临证治验

气虚白带案

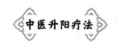

黄某某，女，28 岁，工人。2000 年 11 月 10 日初诊。

患者近半年多来除行经期外，每日均有色白味腥之分泌物流出。每次月经来潮淋漓不止，延至 10 余日方净。伴神疲乏力、纳差，大便溏薄，每日 2～3 次。面色少华，舌质淡红，边有齿痕，苔薄白，脉沉细。

中医诊断：白带，气虚下陷。

西医诊断：阴道炎。

治疗原则：升阳益气、健脾祛湿。

选方用药：补中益气汤加减。

党参 10g、当归 10g、椿根皮 20g、海螵蛸 10g、苍术、白术 10g、炙甘草 5g、陈皮 5g、升麻 10g，黄芪 30g，白芍 10g、柴胡 10g、甘草 5g。5 剂。每日 1 剂，水煎服。

患者服药 5 剂后，适逢月经来潮，此次行经 6 天即净。续用原方加附子 5g（先煎），怀山药 30g，以增加温阳健脾之力。继服 1 个月病情得到控制。

按语：该患者因脾胃虚弱，气虚失运，湿浊结于下而成。故患者不仅带下色白味腥，还伴有神疲乏力、纳差，便溏等症。用补中益气汤加减，取升阳益气、健脾祛湿之法，加椿根皮、海螵蛸清热而收敛，故服药后清气升，脾胃健，水湿化，白带止而病愈。

第五节 升阳固崩法

通过升阳的方法，以升举阳气，防止月经过多外脱的治疗方法，称为升阳固崩法（具体用药见升阳止血法）。

（一）代表方

代表方为柴胡调经汤（《兰室秘藏·妇人门》)，其药物组成为炙甘草、当归身、葛根各0.9g，独活、藁本、升麻各1.5g，柴胡2.1g，羌活、苍术各3g，红花少许，上锉如麻豆大，都作一服，水四大盏，煎至一盏，去渣，空心，稍热服，取微汗立止。用于主治经水不止，鲜红，项筋急，脑痛，脊骨强痛。

（二）临床应用

1. 古案赏析

（1）暴崩不止案

丁未仲冬，郭大方来说，其妻经水暴崩不止，先曾损身失血，自后一次缩一十日而来，今次不止。其人心窄性急多惊，以予料之，必因心气不足，饮食不节得之，大方曰无。到彼诊得掌中寒，脉沉细而缓，间而沉数，九窍微有不利，四肢无力，上喘气短促，口鼻气皆不调，果有心气不足，脾胃虚弱之证。胃脘当心而痛，左胁下缩急有积，当脐有动气，腹中鸣，下气，大便难，虚证极多，不能尽录。拟先治其本，余证可以皆去。安心定志，镇坠其惊，调和脾胃，大益元气，补其血脉，令养其神，以大热之剂去其冬寒凝在皮肤内，少加生地黄去命门相火，不令四肢痿弱。

黄连一分，生地黄三分，炒神曲、橘皮、桂枝已上各五分，草豆蔻仁六分，黄芪、人参、麻黄（不去节）已上各一钱，当归身一钱五分，杏仁五个，另研如泥。上㕮咀，作二服，水二大盏半，煎麻黄令沸，去沫，煎至二盏，入诸药同煎至一大盏。于巳午之间，食消尽服之，一服立止。其胃脘痛，乃胃上有客寒，与大热药草豆蔻丸一十五丸，白汤送下，其痛立止。再与肝之积药，除其积之根源而愈。（引自《兰室秘藏·妇人门》）

按语：明代李梴《医学入门》指出："血病每以胃药收功，胃气一复，其血自止"。李杲治病，非常重视胃气的作用，补气则能统血而摄血，因此，补益脾胃之气也是治疗血证的关键。所以李杲在治疗血脱之病时，总是以益胃气为第一要义，他指出："血脱益气，古圣人之法也，先补胃气，以助生发之气。"在临床中他常用升阳益胃汤、人参饮子等，都用了黄芪、人参、甘草之类，以大补脾胃之气而摄血。"先理胃气，人之身内，谷气为宝。"

（2）崩漏案

王。经来半月不止，有紫血块，少腹疼痛，气坠阴门，诊脉沉涩，下午恶寒。阳陷入阴，营虚失守。法以升阳收摄其阴。党参、熟地、黄芪、升麻、归身、阿胶（蒲黄炒）、冬术、白芍、柴胡、淡芩、血余炭。（引自《王旭高临证医案》）

2. 临证治验

崩漏不止案

金某某，女，43岁，个体户。2015年6月7日初诊。

患者近2年来，出现月经不调，月经量多，且迁延难止。6月前适值月经来潮时，连续几天搬运货物过多，月经出血量大，经妇科治疗，经量虽有减少，但迁延不愈，时常伴有腹痛，虽经多方治疗，阴道出血一直未尽。伴有睡眠不安、神疲乏力、消瘦、食欲不振。面色苍白不华，舌质淡嫩有瘀斑，边有齿痕，色淡红，苔薄白，脉细涩弱。

中医诊断：崩漏，气虚不固。

西医诊断：功能性子宫出血。

治疗原则：益气升阳、调经止漏。

选方用药：补中益气汤加减。

黄芪 30g、党参 15g、当归 6g、熟地 10g、白芍 10g、川芎 6g、葛根 20g、柴胡 10g、桂枝 3g、煅牡蛎 30g、煅龙骨 15g、炙甘草 5g、枳壳 5g、椿根皮 20g、红藤 30g、血余炭 15g。5 剂。每日 1 剂，水煎服。

患者服药 5 剂后，阴道出血明显减少，用上方加减治疗 3 个月后，月经恢复正常，每次相隔 28 ~ 30 天来月经 1 次，每次 5 ~ 7 天，经量适中。

按语：东垣曰：“脾胃一伤，百病由生。”只有脾胃健运，气血充盛，才能血海满盈，经候如期，胎孕正常。患者年近中年，日夜劳累，气血耗伤，脾胃虚弱，气虚失运，再加上劳累，元气下陷，故导致月经量多，且迁延难止。治疗上采取益气升阳、养血化瘀、调经固崩之法，重用黄芪、党参以补元气健脾固脱，当归、熟地、白芍、川芎养血活血而化瘀调经，配葛根、柴胡、桂枝以助升阳，煅牡蛎、煅龙骨、血余炭止血而固崩漏，加椿根皮、红藤清化瘀热。

第六节 升阳固精法

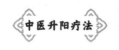

通过升阳的方法，以升举阳气，防止精液过多外脱的治疗方法，称为升阳固精法。

（一）代表方

补中益气汤加熟地 9g、知母 6g、黄柏 6g、地骨皮 12g，主要用于病遗精潮热。

（二）临床应用

1. 古案赏析

遗精潮热案

虞恒德治一人，病遗精潮热，卧榻三月矣，虞脉之左右寸关皆浮虚无力，两尺洪大而软，投补中益气加熟地、知母、黄柏、地骨皮、煎下珍珠粉丸，外做小罩笼一个，以笼阴茎，勿使搭肉，服药三十余贴寻愈（《名医类案·遗精》）。

按语：脾肾亏虚，化源不足，精血内枯，虚火迫精，遂致病遗精潮热，用补中益气汤健脾益气以助化源生精，用熟地、知母、黄柏、地骨皮以清肾中虚火，勿使相火偏旺，故服药三十余贴寻愈。

2. 临证治验

遗精案

刘某，男，62 岁，退休。初诊时间：1998 年 9 月 18 日。

嗜酒有年，近半年出现梦中遗精，甚者稍有欲念则精液流出，尤以酒后为甚，伴有全身乏力，头晕，舌边尖红，苔腻微黄，脉稍滑。

中医诊断：遗精，湿热下注。

西医诊断：前列腺炎。

治疗原则：升阳益气、健脾祛湿。

选方用药：葛花解醒汤加减。

青陈皮各5g，青木香、人参、白术、朱茯苓、猪苓、泽泻、砂仁（冲服）、白蔻仁、朱麦冬、神曲、葛根、知母、黄柏各10g，生甘草3g，5剂，每日1剂，分两次煎服。5日后来述，服药后睡眠安，遗精止，后服上方半个月，病安未发。

按语：酒性淫热，饮酒日甚则生痰动火，致使内煽君相之火而扰乱精室，遂成梦遗滑精。故张介宾指出："酒性淫热，非唯乱性，亦且乱精。"用葛花解醒汤健脾化湿以除痰，伍以知母、黄柏坚阴泻火以固精室，配朱麦冬、朱茯苓以宁心敛欲。

【第七节】 升阳摄涎法

通过升阳的方法，以升举阳气，固摄涎水的治疗方法，称为升阳摄涎法。

（一）代表方

补中归脾汤，由补中益气汤合归脾汤而成，用于治疗腹胀少寐，饮食素少，痰涎上涌，月经频来。

（二）临床应用

1. 古案赏析

痰涎上涌案

一妇人因丧子怀抱不舒，腹胀少寐，饮食素少，痰涎上涌，月经频来，曰：脾统血而主涎，此郁闷伤脾，不能摄血制涎归源。由用补中益气、济生归脾二汤而愈（《续名医类聚·郁证》）。

按语：患者因丧子思虑过多不仅耗血，而且伤脾，脾伤则运化不利，痰湿内生，脾气虚失于固摄则痰涎上涌，脾不统血则月经频来，用补中益气汤益气升清而固摄痰涎，用归脾汤补气养血而调经止漏。

2. 临证治验

涎唾案

虞某，女，38岁，个体业主。1999年2月26日初诊。

新春佳节，每日饮酒尽兴，于一周前发现口水增多，且常不自觉从口角外流，为此每日唾口水不断。伴有口淡乏味，舌淡，苔白微腻。中医诊断：涎唾，脾虚夹湿。治疗原则：补中益气，升清摄涎。选方用药：葛花解醒汤加减。药投青皮3g，陈皮3g，干姜5g，青木香、人参、白术、朱茯苓、猪苓、泽泻、砂仁（冲服）、白蔻仁、朱麦冬、神曲、葛根各10g，生甘草3g，益智仁20g，5剂，每日1剂，分两次煎服。1个月后来述，服药3剂后，口水已少，因恶其药味苦，弃而不用，至今也未见口水增多外流。

按语：《本草纲目》指出，醉酒"乱其清明，劳其脾胃"，酒伤脾胃则不能固涩其精，则多涎不止。故用葛花解醒汤以益气健脾化湿收延，伍益智仁温脾助运以摄涎唾。

第十二章 升阳补益法

通过升阳的方法，以升举阳气，达到补益气血阴阳目的的治疗方法，称为升阳补益法。包括升阳益气法、升阳生血法、升阳补阳法、升阳化阴法等。

第一节 升阳益气法

通过升阳的方法，以升举阳气，补益元气的治疗方法，称为升阳益气法。

（一）代表方

升阳益气法的代表方为补中益气汤，其组成为：黄芪15g、人参15g、白术10g、炙甘草5g、当归10g、陈皮6g、升麻6g、柴胡12g、生姜9片、大枣6枚。

主要用于治疗饮食不节，饥饱劳役，胃气不足，脾气下溜，气短无力，不能寒热，早饭后转增昏闷，嗜睡，怠惰，四肢不收，动作懒倦，五心烦热。

（二）临床应用

1. 古案赏析

气虚昼热案

冯。夜凉昼热，热在上午，此东垣所谓劳倦伤脾也。上午热属气虚，用补中益气汤补气升阳。补中益气汤加神曲、茯苓。（引自《王旭高临证医案》）

按语：劳倦内伤，元气被遏，热伏中土，白天阳气上升，引动伏火，而成昼热，故用补中益气汤补元气、升清阳、发散伏火。

2. 临证治验

眩晕案

金某，男，56岁，已婚，干部。2000年3月17日初诊。

头晕反复发作3个月，有时伴有恶心呕吐，常因头颈转动时症状加重，精神欠佳，多眠，怠惰，易疲乏，四肢不收，B超检查提示：椎-基底动脉供血不足。症见：头晕恶心欲吐，头颈转动加重，神疲气短，面色萎黄无华，舌淡，苔少，脉弦细无力。

中医诊断：眩晕，气虚。

西医诊断：颈椎病。

治疗原则：升阳益气，升清行血。

选方用药：升阳补气汤加减。

升麻10g、羌活10g、白芍药10g、当归10g、独活10g、防风10g、炙甘草10g、葛根15g、生地黄10g、柴胡10g、党参10g、黄芪30g。7剂。每日1剂，水煎服。

复诊，服药后见头晕有明显好转。上方加减续服一个月余，以巩固疗效。

按语：颈椎病、椎-基底动脉供血不足属中医的眩晕病范畴。本例病久，头晕神疲气短，头颈部转动时症状加重，伴有呕吐，乃属于阳气不振，清阳不升，浊阴不降，以升阳补气汤加减升清降浊，补气行血，使之气行血行，改善椎动脉供血情况，获得满意疗效。

第二节 升阳生血法

通过升阳的方法，以升举阳气，达到补血目的的治疗方法，称为升阳生血法。

（一）代表方

升阳生血法的代表方为参归汤（《兰室秘藏》），其药物组成为黄芪 2.1g，甘草、生地黄各 1.5g，柴胡、草豆蔻仁、升麻各 0.6g，当归身 0.9g，熟地黄、人参各 0.6g，益智仁少许，红花少许，上锉如麻豆大，都作一服，水二盏，去渣，食远服。用于主治气血俱不足。

（二）临床应用

1. 古案赏析

一男子孟夏折腿，出血过多，其初眩晕眼花，后则昏愦，此阴血伤损，阳火炽甚，制金不能平木，木旺生风所致，急灌童便，更用人参、当归各五钱，荆芥、川芎、柴胡、白芍、白术各二钱，山栀、黄芩、桔梗各一钱，甘草五分，服之随爽，又用四物、参、芪各三钱，生地、柴胡各一钱，四剂烦躁悉去。（《续名医类案·血虚烦躁》）

按语：外伤失血，气血耗于外，虚火内炽，目失其养，则其初眩晕眼花，后则昏愦。在治疗上用人参、黄芪以补气，川芎、当归、白芍、生地四物以养血，用山栀、黄芩以清热，荆芥、川芎、柴胡以升阳，诸药合用起到补益气血，升阳泻火的作用，所以四剂后烦躁悉去。

2. 临证治验

肌痿案

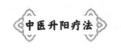

罗某某，男，42岁，已婚，职员，2001年11月3日初诊。

患者于2年前无明显诱因下感觉两手无力逐渐加重，而未治疗，近年来，出现双手无力加重，伴有麻木感，或蚁咬样疼痛，两臂肌肉、两手鱼际萎缩，曾服用西药数月未见改善，遂来我院诊治。诊其双手鱼际萎缩，两下臂肌肉、两上肢肌肉也有轻度萎缩，两手持碗困难。兼见面色萎黄，神疲头昏，烦躁不安，寐浅梦多，T37.1℃，血沉46mm/h，其他检查未见异常。舌淡，脉细弦。

中医诊断：肌痿，血虚失养。

西医诊断：肌萎缩侧索硬化症。

治疗原则：升阳生血，舒筋通络。

选方用药：参归汤。

黄芪50g、生甘草5g、生地黄10g、柴胡10g、草豆蔻仁5g、升麻10g、当归10g、熟地黄10g、党参10g、益智仁10g、红花3g。服7剂。每日1剂，水煎服。

复诊：服药后见头晕有明显好转。上方进行加减续服1个月余，以巩固疗效。

按语：肌萎缩侧索硬化症是运动神经元病，在中医学中属于痿证范畴。对于本病的治疗，早在《素问·痿论》就提出了“治痿者独取阳明”的治疗大法。岐伯曰：“阳明者，五脏六腑之海，主润宗筋，宗筋主束骨而利机关也。”本患者证属脾胃气虚，精血亏耗，肌肉筋脉失养而致，治拟升阳补气，生血养筋。从阳明着手，调补脾胃，补中升阳益气，脾胃生化之源充足，津液气血得以补充，筋脉肌肉得其营养。

第三节　升阳补阳法

通过升阳的方法，以升举阳气，达到补阳目的的治疗方法，称为升阳补阳法。

（一）代表方

升阳补阳法的代表方为补阳汤，其药物组成为肉桂 3g，知母、当归身、生地黄、白茯苓、泽泻、陈皮各 8g，白芍药、防风各 15g，黄芪、人参、白术、羌活、独活、熟地黄、甘草各 30g，柴胡 60g。上㕮咀，每服 15g，水二盏，煎至一大盏，去渣，空心服。用于主治阳不胜其阴，乃阴盛阳虚则九窍不通，令青白翳见于大眦。

（二）临床应用

1. 古案赏析

吴球治一男子，因病后用心过度，遂成梦遗之患，多痰瘦削，群医以清心莲子饮，久服无效。吴诊脉紧涩。知冷药利水之剂太过，致使肾冷精遗，而肾气独降，故病益剧，乃以升提之法，升坎水以济离火，降阳气而养血滋阴。次用鹿角胶、人乳填补精血，不逾月而愈。（引自《名医类案·遗精》）

按语：李杲指出："升阳之剂助阳，尤胜加人参。"患者因病后用心过度，复用冷药利水之剂太过，致使肾气独降而肾冷精遗。故用升提之法加入鹿角胶、人乳温补精血，故服药后遗精不逾月而愈。

2. 临证治验

赵某某，女，36，干部，已婚。2000年12月6日初诊。

3年来每因劳累或饮食失调，导致胃脘部隐痛或疼痛加重。曾先后服用多种中西药物治疗，均无明显疗效。半个月前，复因劳累而出现胃脘部隐痛，喜温喜按，大便溏薄，且感神疲纳呆，四肢倦怠，手足欠温，遂来诊。T37℃，P76次/min，R18次/min，BP120/75mmHg。神志清，体态偏瘦，舌质淡，苔白，脉沉弱。剑突下压痛。胃镜示黏膜充血，水肿，呈花斑状，红白相间。

中医诊断：胃痛　脾胃虚寒。

西医诊断：慢性浅表性胃炎。

治疗原则：升阳益气，温中健脾。

选方用药：丁香茱萸汤加减。

干姜5g、黄柏10g、丁香5g、炙甘草5g、柴胡10g、橘皮5g、半夏10g、升麻10g、吴茱萸3g、草豆蔻5g、黄芪10g、党参10g、当归10g、苍术10g、红藤30g。5剂。每日1剂，水煎服。

5天后复诊胃脘部隐痛有明显减轻。照原方加减继续服用两个月。复查胃镜未见异常。

按语：脾胃为仓廪之官，主受纳和运化水谷，因劳累或饮食失调，损伤脾胃，脾阳不足，中焦虚寒，故见胃脘部隐痛，喜温喜按。用丁香茱萸汤加减，取干姜、吴茱萸温中健脾；柴胡、升麻升阳助运；丁香、草豆蔻化湿理气；黄芪、党参健脾益胃。诸药合用，共奏升阳益气，温中健脾之功。

第四节 升阳化阴法

通过升阳的方法，以升举清气，达到益阴目的的治疗方法，称为升阳化阴法。

（一）代表方

升阳化阴法的代表方为熟干地黄丸（《兰室秘藏》），其药物组成为人参6g，炙甘草、天门冬、地骨皮、五味子、枳壳、黄连各9g，当归身、黄芩各15g，生地黄22.5g，柴胡24g，熟干地黄30g，上件同为细末，炼蜜为丸，如梧桐子大，每服100丸，茶汤送下，食后，日进二服。用于治疗血弱阴虚不能养心，致心火旺，阳火甚，瞳子散大，少阴为火，君主无为，不行其令，相火代之，兼心包络之脉出心系，分为三道，少阳相火之体无形，其用在其中矣。火盛则令母实，乙木肝旺是也。心之脉挟于目系，肝连目系，况手足少阳之脉同出耳中，至耳上角，斜起于目外眦，风热之盛，亦从此道而来，上攻头目，致偏头肿闷，瞳子散大，视物则花，此目血虚阴弱故也。法当养血、凉血、益血、收火之散大，除风之热则愈矣。（《兰室秘藏·眼耳鼻门》）

陈士铎创升阴汤，其药物组成为：熟地黄15g、山茱萸15g、北五味3g、白术30g、山药15g、车前子3g、肉桂3g、

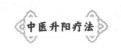

茯苓 9g、升麻 3g。用于治疗阴虚下陷者。陈士铎在《石室秘录》中指出："阴虚而下陷者，又当何法以升提之乎？天师不言，予当增入。譬如人阴虚脾泄，岁久不止，或食而不能化，或化而溏泄是也。"

（二）临床应用

1. 古案赏析

吐血案

曾治邹姓者，素患咳嗽吐血，去秋大作。昼则发热，夜则安静，误服滋阴之药，卧床不起，饮食不进，诸医断以必死。伊表曾其恒代请诊视。按之六脉沉微，惟右寸浮大而软。余曰："此阳虚之证。前医不知分辨阴阳，一见发热，寒凉肆投，转致阴愈长而阳愈消，不救之候也，犹幸脉小身温，许子数剂而安。"遂以补中益气汤，加黑姜、茯神、远志、熟地、麦、味，倍用芪、术，一剂而苏。明日不发热矣。（引自齐秉慧《齐氏医案》）

按语：气阴亏虚之体，元气被遏于内，伏火上冲，昼则发热，此时虽为阴液不足，若重用寒凉养阴，更伤脾土升清之性，必致伏火益盛，法当益气升阳，发散伏火，故用补中益气汤倍用芪、术以重剂益气而助升清，同时加用熟地、麦冬、五味子以养阴生津，升阳不伤津液，养阴不碍升清，故药后病安。

2. 临证治验

（1）咽喉痒痛案

陈某某，男，61 岁，已婚，农民。2001 年 11 月 7 日初诊。

患者于近 1 年来经常感到咽喉痒痛不止，每遇秋、冬气候干燥而加重，并由此引发干咳频作，不能自制，经西医抗菌、中医清热利咽等法治疗，效果不仅不明显，反有日渐加重之势。症见患者体质虚弱，面色淡白，咽喉淡红，不肿，并有纳少，倦怠乏力，时有眩昏，口干喜饮，舌淡红苔白微燥，脉细稍数。

中医诊断：咽痒，气阴两虚。

西医诊断：慢性咽炎。

治疗原则：升阳益气，养阴利咽。

选方用药：熟干地黄丸加减。

太子参 10g、炙甘草 3g、天冬 10g、麦冬 10g、五味子 10g、当归 10g、黄芩 10g、生地黄 10g、熟地黄 10g、柴胡 10g、生黄芪 15g，干姜 3g、青黛 3g、海浮石 15g。服 5 剂。每日 1 剂，水煎服。

复诊，服药后见咽喉痒痛明显好转。上方进行加减续服半个月余，以巩固疗效。

按语：咽喉虽为肺之门户，受肺之精气充养，然上焦之肺精是源于中焦脾胃的，正如经云“饮入于胃，游溢精气，上输于脾，脾气散精，上归于肺”，若脾胃亏虚，中阳不升，肺脏得不到应有的供给而咽喉亦自然得不到滋养，因此当在滋补肺肾的基础上加以健脾升清之法，而获得良好的效果。

（2）淋证案

叶某某，男性，年龄 67 岁。初诊日期：2015 年 10 月 19 日。

患者小便不畅，点滴淋沥难出反复发作 2 年，久坐后便意

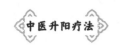

明显，如厕时强力努责却难以排出，自诉痛苦难耐，需行走活动半小时后方能小解，舌质红，舌苔黄腻偏燥，脉弦。

中医诊断：淋证，阴虚内热，夹湿下注。

治疗原则：滋阴清热，利尿通淋。

选方用药：知柏地黄丸加减。

知母 12g、黄柏 6g、茯苓皮 20g、生地黄 20g、蒸萸肉 10g、山药 30g、白茅根 30g、瞿麦 15g、萹蓄 20g、枳实 6g、羌活 6g、甘草 3g。7 剂，每日 1 剂。水煎分 2 次服。

按语：此为肾虚，膀胱气化失司，小便不利，湿邪日久，化热伤阴，故出现舌质红，苔黄腻的湿热伤阴之舌象。拟滋阴清热，利尿通淋的知柏地黄丸加减，方中将“三补”之熟地黄换成凉血滋阴的生地黄，以免熟地黄过于滋腻恋邪更增湿热，山萸肉补养肝肾，山药补益脾阴以滋肾水，配伍茯苓皮淡渗脾湿，散湿邪从小便出，将“三泻”中泽泻换成利尿通淋、清热利湿的瞿麦、萹蓄，以防泽泻泻肾过度而伤肾气，且配伍黄柏更增清热之效，将牡丹皮改为清热凉血、滋阴利尿的白茅根，配伍知母使湿邪去而不伤阴，以资膀胱气化之源，并制山萸肉之温涩，羌活为升阳风药，升发膀胱经气，枳实更助膀胱气化之力，全方补肾而不恋邪，祛邪而不伤正，使湿去不伤阴。

第十三章 升阳调心法

用升阳的方法，升发清气，达到调节心神的方法称为升阳调心法，临床中多见升阳调神法和升阳泻心法、升阳通脉法。

第一节 升阳泻心法

通过升阳方法，达到清泻心火目的，称为升阳泻心法。

（一）代表方

升阳泻心法的代表方为菖蒲散加减方。菖蒲 6 ~ 10g、桂心 3 ~ 6g、当归（锉，微炒）10g、禹余粮（烧醋淬 3 遍）6 ~ 12g、党参（去芦头，炮裂，去皮脐）10g、黄芩（炙微赤，锉）15g、甘草 5g、远志（去心）10g、防风（去芦头）5 ~ 10g、龙齿 30g、赤茯苓 15g、赤芍药 15g。

心火甚可加用泻心汤。药用黄芩 10g、黄连 5g、大黄 10g；心热者，常加生地 10g、连翘 10g、玄参 10g 类。“心移热于小肠”，宜清心导赤，常用导赤散化裁，药用生地 10g、白茅根 30g、竹叶 10g、甘草梢 3g 等。

葶苈丸（《兰室秘藏 · 心腹痞门》）药用半夏、厚朴、石膏、青皮各 1.5g，当归身 2.1g，白豆蔻仁、缩砂、茵陈酒制、干葛各 3g，炙甘草、羌活、黄芩、苦葶苈、人参、柴胡、独活各 9g。主治心下痞，胸中不利。

（二）临床应用

1. 古案赏析

癫狂案

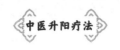

一妇人发狂，弃衣而走，逾屋上垣，不识亲疏，狂言妄语，人拏不住，诸医束手，龚令家人将凉水乱泼，不计其数，须臾倒仆。脉之，六部俱弦数有力，此热极生风也，用防风通圣散加生地黄、黄连、桃仁、红花、丹皮，三剂而安。后复服祛风至宝丹而全愈。（《续名医类案·癫狂》）

2. 临证治验

口疮案

吴某某，男，65岁，退役军人，初诊时间：2015年3月25日。

患者患口腔溃疡8年，虽经多方治疗，病情反复发作未愈，溃疡部位以舌尖为主，发作时经常是痛不欲生，痛欲跳楼。伴有明显的心烦、失眠，小便黄。常在半夜睡梦中被舌头刺痛醒。全国辗转求医无门特来就诊。舌尖红，左侧可见一片约黄豆大小白色溃疡，溃疡四周红肿，苔黄厚，脉稍弦数。

中医诊断：口疮　心火证。

治疗原则：清心泻火。

选方用药：泻心汤加减。

黄芩10g、黄连5g、炮姜3g、薏苡仁30g、甘草6g、滑石10g、生地10g、麦芽20g、葛根10g、紫苏叶6g、党参10g。7剂，每日1剂，水煎分2次服。

复诊4月4日：药后好转，神清气爽。

按语：舌为心之苗，心之华在面，心热上炎故见口舌生疮而面赤。患者有心热的一般证候表现，而兼见小便黄等。其中心烦、失眠、舌尖红、脉数等，是心热内炽、扰乱心神的一般证候表现。故方选泻心汤，用黄连、生地、黄芩以清心泻火，滑石、薏苡仁清热利尿，引心火于小肠，加葛根、紫苏叶以调畅气机，升阳散火。心火退则口舌生疮自消。

第二节 升阳调神法

通过升阳以达到调畅精神目的的方法称为升阳调神法。

（一）代表方

升阳调神法的代表方为清神益气汤，其药物组成为：茯苓、升麻各 1g，泽泻、苍术、防风各 1.5g，生姜 2.5g，青皮 0.5g，橘皮、生甘草、白芍药、白术各 1g，人参 2.5g，黄柏 0.5g，麦门冬、人参各 1g，五味子 1.5g。用于治疗肺、脾、胃脏气虚弱。

（二）临床应用

1. 古案赏析

惊悸案

龚之才治一童子，因用心过度，少寐惊悸，怔忡恶寒，先用补中益气汤加茯苓、枣仁、远志恶寒渐止，又用加味归脾汤惊悸稍安，再用养心汤而安。（引自《续名医类案·惊悸》）

按语：思虑过度，气血暗耗，卫外不固则恶寒，所以用补中益气汤补气固表则恶寒渐止，心血不足，心神失养则少寐惊悸，怔忡，以加味归脾汤补养气血安神，故服药后惊悸稍安，继用养心汤以养心安神则病安。

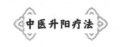

2. 临证治验

（1）不寐案

孙宝寿，男，45 岁，2008 年 10 月 9 日就诊。

患者于近 5 年来夜间睡眠不安，夜寐转侧难以入眠，夜间多次醒来，多梦，常梦飞跃山谷，伴有胃脘及小腹胀满，嗳气，心烦易怒，舌质红有齿痕，苔厚黄薇腻口臭，脉弦。

中医诊断：不寐　痰火扰心证。

西医诊断：失眠症。

治疗原则：清肝化湿，宁心安神。

选方用药：柴芩温胆汤加减。

柴胡 6g、黄芩 10g、半夏 6g、酸枣仁 30g、远志 10g、麦冬 10g、紫苏叶 6g、茯苓 10g、陈皮 6g、甘草 3g、竹茹 6g、炒枳壳 6g。7 剂，每日 1 剂，水煎分 2 次服。

按语：不寐系临床常见之证。《素问·逆调论》提出：“胃不和则卧不安。”内伤不寐最为复杂，必先辨明所伤脏腑，方可遣方用药。患者肝郁化火，兼有脾为湿困化痰，痰火相交，扰乱心神，出现失眠。所以用柴芩温胆汤以清肝、化痰、安神。方中用半夏、茯苓、陈皮、竹茹、炒枳壳以理湿、化痰、调畅气机，加入柴胡、黄芩舒少阳清气而清肝胆之热，远志化痰定惊。酸枣仁补肝血以养神。麦冬滋阴防止温燥之药太过。

（2）嗜睡案

陈某某，女，39 岁，已婚，小业主。初诊时间：2002 年 9

月 10 日。

因频繁发作难以抑制的嗜睡之症三年而求治。患者自述在经常在日间饮食后出现难以自制的瞌睡症状，经常在工作或行走中出现猝然而睡。伴有神情呆滞，头重体软。曾查血、尿常规正常，颅脑 CT 无异常，脑电图记录到典型的快速眼动（REM）睡眠，经服中西药效不显。神志清，体态偏胖，舌淡，舌苔白腻，脉滑。

中医诊断：嗜睡，湿困清窍。

西医诊断：发作性睡病。

治疗原则：升阳醒神，化浊开窍。

选方用药：清神益气汤加减。

茯苓 10g、升麻 10g、苍术 10g、防风 10g、青皮 5g、生甘草 5g、白芍药 10g、白术 10g、党参 10g、黄柏 5g、麦门冬 10g、五味子 10g、菖蒲 10g、郁金 10g。7 剂。每日 1 剂，水煎服。

10 天后复诊，诉服药 7 剂后，嗜睡情况明显好转。继服原方加减 3 个月。1 年后随访无复发。

按语：《灵枢・大惑论》曰：“夫卫气者，昼日常行于阳，夜行于阴，故阳气尽则卧，阴气尽则寤。故肠胃大，则卫气行留久；皮肤湿，分肉不解，则行迟。留于阴久也，其气不清，则欲瞑，故多卧矣。”明确指出人体睡眠与清醒状态决定于卫气的出入运行，卫气行于阴则处于睡眠状态，行于阳则处于清醒状态。由于脾胃为湿邪所阻滞，清阳被困于阴，不能出于阳分。神失所养，神气不足，神明不能自持而多寐或嗜睡。发作性睡病是一种白天的睡眠发作综合征。本病可归于中医的多寐、嗜睡等范畴。中医治疗可采取升阳醒神，化浊开窍法。其代表方为清神益气汤。本例患者正是采用了清神益气汤加减治疗获愈。

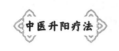

第三节 升阳通脉法

通过升阳方法，达到疏通经脉目的，称为升阳通脉法。

（一）代表方

升阳通脉法的代表方可用血府逐瘀汤。其药物组成有当归10g，赤芍10g，桃仁5～15g，红花5～10g，川芎10g，生地10g，枳壳5～10g，牛膝10g，桔梗5g，柴胡5～10g，甘草5g。

（二）临床应用

1. 名家医案赏析

寒痹案

北吕寨村王姓，年五十余。夏令务农，身出大汗，乘凉躺卧大树下，由此两腿疼痛难移，日轻夜重，愚人信神，实属难破，终日烧香求佛，无所不至，病证日重一日，无奈迎余往治，诊得肝肾脾三脉均沉紧，《脉经》云："沉者主寒，紧者主疼。"此属寒邪无疑。遂用温散寒邪和通经络之剂，服一帖无效，又服二帖，夜疼减半，共服八帖，平复如故。方开于后。

当归12g、红花6g、川羌活10g、黄芪15g、防风18g、川牛膝10g、制草乌10g、制川乌10g、钻地风6g、秦艽10g、官桂10g、麻黄6g、千年健12g、桂枝10g、乳香10g、甘草6g、酩流酒为引。（引自《湖岳村叟医案》）

按语：汗出受寒，邪入筋脉，气血瘀滞，故而出现两腿疼痛难移，日轻夜重，治当温散寒邪，升阳通脉。方中川羌活、防风、秦艽升阳祛风通络，制草乌、制川乌、麻黄、桂枝散寒通络、当归、红花、乳香、钻地风活血化瘀通络，配黄芪、甘草、千年健补气以助驱邪，川牛膝、官桂补肾通络，强壮筋。诸药合用而起效。

2. 临证治验

胸痹案

余某某，男性，55 岁，农民。初诊时间：2006 年 10 月 17 日。

患者因“胸闷胸痛半年，加重一天”入院。患者半年前开始胸闷胸痛，以左侧为著，无放射至后背及左手。多于活动后出现，如背重物或上楼，持续时间多 20～30 分钟，胸闷时尚可继续活动，休息数分钟后可自行缓解。伴有头胀头痛，无伴心悸冷汗，无黑矇晕厥，无夜间阵发性呼吸困难，无咳嗽咳痰，无腹痛腹泻，无发热口渴，无泛酸嗳气。去当地诊所给予“复方丹参滴丸”治疗，症状未见改善，以后胸闷胸痛反复发作，血生化检查示空腹血糖 8.7mmol/L，给予中草药治疗。昨日起患者胸闷胸痛加重，一日内发作 3～4 次，故今来我院就诊，于门诊测血压 170/95mmol/L，为求进一步诊治，今拟“心绞痛，2 型糖尿病，高血压”收住我科。发病以来，患者精神尚可，大便软，小便清，较频，日约 5～6 次，胃纳可，夜眠多梦伴梦惊。查体：BP140/90mmHg，心脏听诊律欠齐，80 次 / min，各瓣膜听诊区未及明显杂音。心电图示：窦性心动过缓。血生化检查：血糖：

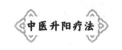

8.7mmol/L，甘油三酯：3.18mmol/L，总胆固醇 5.98mmol/L。舌质略黯红，苔薄腻，脉沉涩。

中医诊断：胸痹　心血瘀阻。

西医诊断：冠心病，心绞痛。

治疗原则：活血化瘀。

选方用药：血府逐瘀汤加减。

生地黄 9g、赤芍药 6g、枳壳 12g、牛膝 9g、柴胡 6g、当归 9g、川芎 6g、桃仁 12g、桔梗 6g、甘草 5g、红花 9g。7 剂，水煎，每日 1 剂，分 2 次服。

按语：患者症见胸闷胸痛，符合中医“胸痹”，胸痹总属本虚标实之证，患者胸部刺痛，多固定不移，时或心悸不宁，舌质略黯红，苔薄腻，脉沉涩，辨证为心血瘀阻。方中赤芍药、红花、当归、川芎、桃仁活血化瘀；牛膝祛瘀血，通血脉，引瘀血下行，为君药。柴胡、枳壳升清阳而宣肺气，气行则血行，助君药活血化瘀；生地、当归养血活血，使祛瘀而不伤阴血，同为臣佐药。甘草调和诸药为使药。

第十四章　升阳理肺法

用升阳的方法，升发清气，达到调节肺气的方法称为升阳理肺法，临床中多见升阳益肺法、升阳宣肺法、升阳透疹（化瘢）法、升阳化痔法等。

【第一节】 升阳益肺法

通过升阳以达到养肺润肺目的的方法，称为升阳益肺法。

（一）代表方

升阳益肺法的代表方为人参救肺散，其药物组成为升麻3g、柴胡3g、当归6g、熟地6g、白芍药3g、苏木1.5g、黄芪6g、人参6g、甘草1.5g、苍术3g、陈皮1.5g。用以治疗咯血、吐血。

（二）临床应用

1. 古案赏析

（1）产后病喘案

汪古朴治一妇，形肥而长，面色紫淡，产后病喘不能卧，消谷善饥，汗出如洗，汪诊视曰：此阴虚阳亢，当合东垣、丹溪两法治之。遂以升阳滋阴之剂，旬余而愈（引自《名医类案·喘》）。

按语：产后失血过多，导致血虚阴亏，阴亏则虚火内，热伏于中土则消谷善饥，汗出如洗，故在升阳之中加入滋阴之剂，本案虽未写出方药，可参考人参救肺散加减变化而治。

（2）夏至咳嗽案

曾治周嘉兴每夏至患咳嗽，服降火化痰之药而益甚。诊之脾肺肾三部脉皆浮而洪，按之微细，予曰：此脾土虚不能生肺金，肺金不能生肾水，而虚火上炎也。朝用补中益气汤加麦、味，夕用八仙长寿丸而愈。（引自《齐氏医案》）

2. 临证治验

（1）失音案

蒋某某，女，45岁，教师。初诊时间：2015年3月25日。

患者于近两年来自觉全身乏力，容易疲劳，特别在上课后感觉疲惫，而且声音嘶哑，伴有咳嗽，喉中有痰、黏稠。听诊示两肺呼吸音正常，未闻及干湿啰音。体温正常，舌质淡红、苔薄白，脉细弱。

中医诊断：失音，肺虚证。

西医诊断：慢性咽喉炎。

治疗原则：益气补肺，培土生金。

选方用药：加减正元饮。

柴胡 6g、葛根 10g、黄芪 20g、党参 10g、白术 10g、当归 6g、炒麦芽 20g、黄芩 10g、桔梗 3g、木蝴蝶 6g、半夏 6g、甘草 3g、胖大海 10g。5 剂，每日 1 剂，水煎分 2 次服。

随访：4 月 13 日：服药后声音嘶哑好转，全身乏力症状也有明显改善。

按语：患者为老师，平素思虑过多，气血不足，阳化不及，加上上课内耗元气，宗气亏虚，导致肺的宣降失常，出现声音嘶哑。所以在治疗上用加减正元饮。方中黄芪、党参、白术以健脾益气，培土生金，柴胡、葛根以助升清，桔梗、木蝴蝶、胖大海清肺利咽而开音，诸药合用，益气补肺以助气化，达到培土生金的目的，所以服药后收到了良好的效果。

（2）咳嗽

李某，男性，76 岁，退休。2003 年 1 月 12 日初诊。

平时嗜好吸烟 30 年，每日 1 包。咳嗽反复发作 30 年，每年持续咳嗽 3 ~ 5 个月已 3 年。近 2 个月咳嗽复发，于外院予抗生素静脉滴注治疗，咳嗽减轻。目前以干咳为主，咳声短促，痰少黏白，时痰中夹血，声音嘶哑，口干咽燥，夜寐盗汗，消瘦，神疲，舌质红，少苔，脉细数。T37.2℃，P70 次 /min，R20 次 /min，BP120/75mmHg。神志清，形体偏瘦，口唇无紫绀，心率 70 次 /min，两肺闻及湿啰音，咳嗽后消失。白细胞计数 $4.8 \times 10^9/L$，中性粒细胞比例 70%。胸片提示两肺纹理增粗、紊乱。

中医诊断：咳嗽，肺阴亏虚。

西医诊断：慢性支气管炎。

治疗原则：升阳宣肺，清热养阴。

选方用药：人参救肺散加减。

升麻 10g、柴胡 10g、当归 10g、熟地 10g、白芍药 10g、黄芪 10g、太子参 10g、甘草 3 克、黄芩 10g、鱼腥草 30g、干姜 5g、五味子 10g、陈皮 5g、生甘草 5g。7 剂。每日 1 剂，水煎服。

7 天后复诊，药后咳嗽、咯血明显好转。照原方加减继续服用 1 个月。自觉症状好转，两肺湿啰音消失。

按语：耆老之年，病久肺伤，肺阴亏虚，虚热内灼，肺失清润，宣降失常，故见干咳，痰中夹血等证。本方在人参救肺散升阳、宣肺、养阴的基础上加入黄芩、鱼腥草、干姜、五味子重在清肺化痰。

【第二节】 升阳宣肺法

通过升阳以达到宣发肺气目的的方法，称为升阳宣肺法。

（一）代表方

升阳宣肺法的代表方为麻黄柴胡升麻汤，其药物组成为麻黄、草豆蔻、益智仁各4.5g，吴茱萸、厚朴各0.6g，当归、甘草、柴胡、生黄芩各0.3g，升麻、神曲、苏木各0.15g，全蝎2个，红花少许。主要用于治疗小儿寒郁而喘，喉鸣，腹中鸣，腹痛，鼻流清涕，脉沉急而数。

代表方还有通气防风汤，其药物组成为防风、羌活、陈皮、人参、甘草各1.5g，藁本、青皮各0.9g，白豆蔻、黄柏各0.6g，升麻、柴胡、黄芪各3g，上㕮咀，都作一服，水二盏，煎至一盏，去渣，温服，食后。用于治疗风热乘肺，肺气郁甚，肩背痛，汗出，小便数而少。

（二）临床应用

1. 古案赏析

（1）劳复咳嗽案

曾治一儒者，夏月唾痰，用清火药不应。予曰：此火乘肺金。用前麦门冬汤而愈，后劳复嗽，遂与补中益气汤加桔梗、黄芩、麦、味而愈。”（引自《齐氏医案》）

按语：肺弱之体，复加烦劳，元气被遏，化热上炎于肺，治以补气升清，以助脾肺升降，健脾固本，而培土生金，故用补中益气汤加味治疗。

（2）劳复咳嗽变痉案

地官李北川，每劳咳嗽，薛用补中益气汤即愈，一日复作，自用参苏饮益甚，更服人参败毒散，项强口噤，腰背反

张，薛曰：此误汗亡津液而变痉矣，仍以前法加附子一钱，四剂而愈。（引自《名医类案·咳嗽》）

按语：患者元气亏虚，脾肺素弱，故每劳咳嗽，用补中益气汤即愈。因再误发汗亡津液而伤津耗阳，所以出现项强口噤，腰背反张之变，所以继用补中益气汤加入附子以益气扶阳，则药后病愈。

2. 临证治验

哮喘案

马某某，男，7岁，法国籍。初诊时间：2015年2月4日。

患儿为旅法华侨，四年来反复发作哮喘，一年四季均有发作，常因受寒或遇阴雨天气而诱发，在法国长期求医，病情未见好转。于两天前回国，昨天开始咳嗽、咳痰色白，喘息，测体温达39℃，舌红苔白厚，脉紧。

中医诊断：哮病，寒痰阻肺。

治疗原则：温肺、化痰、平喘。

选方用药：射干麻黄汤加减。

麻黄5g、干姜3g、射干6g、杏仁6g、五味子6g、紫菀6g、蝉蜕6g、僵蚕6g、鱼腥草20g、黄芩15g、半夏6g、甘草3g。7剂。

2月25日：服药后，哮喘得到明显控制。

麻黄3g、干姜3g、五味子6g、柴胡6g、蝉蜕6g、僵蚕6g、鱼腥草20g、黄芩15g、半夏6g、甘草3g、麦冬6g，另加生姜2片，红枣5个。7剂，每日1剂，水煎分2次服。

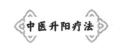

后经中药调理3个月，患儿回到法国，没有发生哮喘。

按语：患者稚阴未充，稚阳未长，肺脏虚损，易受邪气，阴化太过胶固之痰不化，痰阻气道，阻塞气道呼吸出入，故发哮病。如《证治汇补·哮病》说："哮即痰喘之久而常发者，因内有壅塞之气，外有非时之感，膈有胶固之痰，三者相合，闭拒气道，搏击有声，发为哮病。"本病虚实相间，寒热错杂，根据寒痰内伏，触邪而发，用射干麻黄汤，如《金匮要略》指出："咳而上气，喉中水鸡声，射干麻黄汤主之。"用麻黄散寒宣肺以平喘，配干姜温服化痰，蝉蜕、僵蚕祛风调畅气机，用鱼腥草、黄芩以清内热，所以服药后哮喘得到有效的控制。

第三节　升阳透疹（化瘢）法

通过升阳以达到透疹、化瘢目的的方法，称为升阳透疹（化瘢）法。

（一）代表方

升阳透疹（化瘢）法的代表方为消毒救苦散（《兰室秘藏》），其药物组成为防风、羌活、麻黄根、升麻、生地黄、连翘、酒黄柏各1.5g，当归身、黄连各0.9g，川芎、藁本、柴胡、葛根、酒黄芩、生黄芩、苍术各0.6g，细辛、生甘草、白术、陈皮、苏木、红花各0.3g，吴茱萸0.15g，上锉如麻豆大，每服15g，水二大盏，煎至一盏，去渣，稍热，空心服。用于治疗瘢证悉具，消化便令不出，如已出稀者，再不生瘢。

黍黏子汤由黍黏子、当归身、炙甘草各3g，柴胡、连翘、黄芪、黄芩各4.5g，地骨皮6g药物组成。右同为粗末，每服6g，水一大盏，煎至六分，去柤，温服，腹空。如瘢子已出稠密，身表热，急与此药服之，防后青干黑陷。

（二）临床应用

1. 古案赏析

薛己治司厅徐东白子，瘙痒发热，体倦少食。此脾肺气虚，外邪相搏，先用消风散二剂，随用补中益气汤，加茯苓、芍药而愈。（引自《名医类案·瘢疹》）

按语：脾肺气虚之体，正虚与外邪相搏于肌表，则瘙痒发热，故先用消风散以疏风透邪于表，随后用补中益气汤以健脾扶正，升阳抗邪，达到内外兼治的目的，故药后病愈。

2. 临证治验

黄褐斑案

邹某某，女，48岁，初诊日期：2015年10月14日。

患者1个月前因忧郁过度导致接连三夜夜不成寐，随后出差，奔波劳累，出现颜面部大面积黑褐色斑片，疲乏无力，纳呆困倦，颜面憔悴，皮肤干燥，咳嗽少痰，舌质红有瘀斑，脉弱。

中医诊断：黧黑斑，血虚肺热。

西医诊断：黄褐斑。

治疗原则：养血活血，清热泻肺。

选方用药：当归补血汤合泻白散加减。

葛根20g、桑叶20g、菊花10g、黄芪30g、党参10g、赤芍药30g、当归6g、地骨皮30g、桑白皮12g、甘草3g、紫苏叶12g、白术10g、茯苓10g。7剂，每日1剂，水煎分2次服。

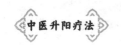

按语：肺主皮毛，皮毛赖肺之精气以滋养温煦，肺脏宣发水谷精微输布于皮毛之上，以滋养周身皮肤、肌肉，肺气足，则皮肤滋润光滑、有弹性，肺虚血瘀，则皮肤黯淡干燥、毛发憔悴枯燥。治拟当归补血汤合泻白散加减。方中黄芪味甘微温，入脾肺经，益气升阳，配当归、赤芍养血活血；葛根为阳明引经风药，升清阳而引诸药入阳明经，使阳明气血得复，滋养濡润面部肌肤，祛斑润肤；桑白皮甘寒性降合地骨皮甘寒，专入肺经，清泻肺热，清降肺中伏火，清中有润，泻中有补，清泻肺中伏火以消郁热，桑叶、菊花宣发畅达肺中气机，使肺脏得以宣发水谷精微输布于颜面皮毛，滋养皮肤。

第四节　升阳化痔法

通过升阳以达到化痔目的的方法，称为升阳化痔法。

（一）代表方

升阳化痔法的代表方为秦艽防风汤，其药物组成为秦艽、防风、当归身、白术各4.5g，炙甘草、泽泻各1.8g，黄柏1.6g，大黄煨、橘皮各0.9g，柴胡、升麻各0.6g，桃仁30个，红花少许，用于治疗痔漏，每日大便时发疼痛。

也可用秦艽羌活汤，由羌活3.6g，秦艽、黄芪各3g，防风2.1g，升麻、炙甘草、麻黄、柴胡各1.5g，藁本0.9g，细辛少许，红花少许。治痔漏成块下垂，不任其痒。

（二）临床应用

1. 古案赏析

痔疮脱肛案

薛立斋治举人余时正素有痔，每劳役脱肛，肿痛出水，此中气下陷，用补中益气加茯苓芍药十余剂，中气渐复，痔证悉愈。（引自《名医类案·脱肛》）

按语：中气不足，气虚下陷，则每劳役脱肛，用补中益气汤，恢复中气，固护脱垂，药后中气渐复，痔证悉愈。

2. 临证治验

痔疮案

李某某，男，16岁，学生。2001年3月16日初诊。

患者在中学读书，上学期开始每日中午午餐后，为了养成大便的习惯，虽然没有便意，也蹲坑直到排出大便，近一个月来，在排便时觉得肛门疼痛，曾在外科就诊，诊断为内痔。要求中医治疗。腹部不痛，舌淡苔白腻，脉濡。

中医诊断：痔疮，气虚下陷。

西医诊断：内痔。

治疗原则：益气健脾，升阳举陷。

选方用药：补中益气汤加减。

黄芪30g、党参10g、茯苓10g、柴胡6g、枳壳6g、陈皮3g、升麻6g、白术12g、干姜3g、甘草3g。

上方加减服用半个月，病情好转。

按语：蹲坑时久，中气下脱，脾气下陷，故见排便时脱肛。故治疗上应升阳与举陷相结合。方用黄芪、炙甘草、党参、白术、升麻、柴胡升阳益气，枳壳、陈皮理气调畅气机，升举中气。

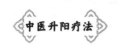

第十五章 升阳理脾法

用升阳以升发清气，达到调节脾运的方法称为升阳调脾法，临床中多见升阳暖脾（胃）、升阳益脾、升阳清脾（胃）、升阳利膈等法。

第一节 升阳暖脾（胃）法

通过升阳以达到温补脾胃目的的方法，称为升阳暖脾（胃）法。

（一）代表方

升阳暖脾（胃）法的代表方为丁香茱萸汤，其药物组成有干生姜、黄柏各0.6g，丁香、炙甘草、柴胡、橘皮、半夏各1.5g，升麻2.1g，吴茱萸、草豆蔻、黄芪、人参各3g，当归4.5g，苍术6g。用于治疗胃虚呕哕吐逆，膈咽不通。

丁香安胃汤药物组成为丁香1.8g，吴茱萸3g，草豆蔻、黄芪各6g，人参3g，炙甘草1.8g，柴胡1.8g，升麻2.1g，当归4.5g，橘皮1.8g，黄柏0.9g，苍术3g。治呕吐哕，胃虚寒所致。

（二）临床应用

1. 古案赏析

脾虚湿凝案

孙文垣治沈大官，左膝肿痛不能起止者半年，大便泻三次，脉之弦紧，曰此脾虚湿热凝于经络，流于下部也，肿属湿，痛属火，用苍术、黄柏、薏仁为君，泽泻、猪苓、五加皮为臣，炙甘草、防风、桂枝为佐，木通为使。四帖痛减肿消，泄泻亦止。（引自《续名医类案·湿》）

按语：脾虚湿壅日久化热，热凝于经络，流于下部，则成右膝肿痛，肿属湿，痛属火，大便泄为脾虚湿壅之象。用苍术、黄柏、薏仁以泻在下之湿热，故为君，泽泻、猪苓、五加皮以化湿通络，故为臣，炙甘草、防风、桂枝以祛风通络，故为佐，木通引经通络，故为使，所以药后痛减肿消，泄泻也止。

2. 临证治验

胃脘痛案

李某某，男，40，驾驶员，已婚。2000 年 1 月 6 日初诊。

上腹部反复无规律性疼痛半年，经服“三九胃泰颗粒”等药无明显好转。证见胃脘疼痛，腹胀纳呆，时有嗳气。X 线钡餐检查提示胃黏膜脱垂，舌淡胖苔白腻，脉濡。

中医诊断：胃脘痛，脾虚气滞。

西医诊断：胃黏膜脱垂。

治疗原则：升阳益胃，理气降浊。

选方用药：升阳益胃汤加减。

黄芪30g、半夏10g、羌活10g、独活10g、防风10g、白芍药10g、橘皮5g、茯苓10g、柴胡10g、泽泻10g、白术10g、黄连3g、桂枝3g、干姜6g、党参15g、甘草5g。

上方加减服用一个半月，无胃脘疼痛不适，X线钡餐复查胃黏膜脱垂已消失。

按语：脾胃内伤，阳气不足，清阳不升，脾气下陷，浊邪内阻，气机不畅，则胃脘疼痛，腹胀纳呆。叶桂认为“脾宜升则健，胃宜降则和”。故治疗上应升阳与通降相结合。方用黄芪、炙甘草、党参、白术、升麻、柴胡升阳益气，半夏、陈皮通降泄浊、调畅气机。全方升阳益胃与理气降浊合用，使脾升胃降，气机调畅，胃黏膜脱垂得以恢复。

第二节　升阳益脾（胃）法

通过升阳以达到补益脾胃目的的方法，称为升阳益脾（胃）法。

（一）代表方

升阳益脾（胃）法的代表方为升阳益胃汤，其药物组成为黄芪60g，半夏、人参、炙甘草各30g，独活、防风、白芍药、羌活各15g，橘皮12g，茯苓、柴胡、泽泻、白术各9g，黄连3g，上㕮咀，每服称三钱，水三盏，去渣，温服，早饭后。用于治疗脾胃虚弱，也可治疗肺脾亏虚。脾胃虚则怠惰嗜卧，四肢不收，时值秋燥，湿热少退，体重节痛，口干舌干，饮食无味，大便不调，小便频数，不欲食，食不消；兼见肺病洒淅恶寒，惨惨不乐，面色恶而不和。

（二）临床应用

1. 古案赏析

（1）肌肉不长案

一能食，枯渴，肌肉不长，精神憔悴，脉来沉缓，此乃脾胃不足，东垣曰："胃伏火邪于气分，则能食，脾虚则肌肉削。"又曰："脾胃虚寒则元气不足。"以补中益气汤加黄连（引自《续名医类案·羸瘦》）。

按语：脾主四肢肌肉，脾胃虚弱肌肉失养，则肌肉不长，精气亏虚则，精神憔悴，故用补中益气汤以益气升清，以恢复脾胃升降之性，四肢得养，肌肉得润。

（2）脾虚纳呆案

王，病后胃气不醒，脘腹饱胀，近增寒热恶心，痰升气逆，咳呛口干，阻塞咽嗌，大便艰难，小便短涩，左胁有块，大如覆杯，撑攻作痛。此因脾胃不足，肝木亢逆，清气不升，浊气不降，攻消克伐，元气愈伤，纳谷大减，津液日枯，虚火内炽，伐及脾胃，渐见火升颧赤、脉数内热之象，当成劳损。宜以扶土为主，升清降浊，佐以泻火清金，俾得中气安和，自饱胀渐解。

党参、升麻、川连、淮山药、延胡、茯苓、柴胡、白芍、杏仁、枳壳、通草、陈皮、半夏、川楝子、苏梗、蔷薇露、枇杷叶。（引自《王旭高临证医案》）

2. 临证治验

口疮案

赵某某，男，48，职员。2000年8月12日初诊。

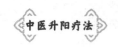

患者于1个月前因患“胆石症”，高热身黄，入住某西医医院，行胆囊切除术，术后用大量抗生素治疗近十余天后诸证好转，却逐渐出现口腔黏膜溃烂，疼痛难忍，同时伴有乏力、饮食不振，大便稀溏等症，舌质淡胖，苔稍黄微腻，脉弱。

中医诊断：口疮，气虚夹热。

西医诊断：口腔溃疡。

治疗原则：升阳益气，清热和胃。

选方用药：补中益气汤合升麻黄连汤。

生甘草5g、干姜3g、青皮5g、柴胡10g、升麻10g、黄连5g、黄芩10g、党参10g、生黄芪30g、当归10g。3剂，每日1剂，水煎服。

3天后复诊，药后诸症大减。照原方加减继续服用五剂，口腔溃疡愈合。

按语：手术耗伤气血，复用抗菌治疗，中阳被损，则可以导致脾虚湿盛，壅而化热，而口腔本为脾胃所主，今脾虚则不能升清，口腔黏膜不得滋养，胃热则腐肉败血，因而致使口腔黏膜溃烂，此时若单用寒凉攻之，恐有加重脾虚之虞。故用补中益气汤合升麻黄连汤，以取升阳益气，清热和胃的功效。

第三节 升阳清脾（胃）法

通过升阳以达到清泻脾胃之热目的的方法，称为升阳清脾（胃）法。

（一）代表方

升阳清胃法的代表方为升麻黄连汤，其药物组成有白檀 6g，生甘草 9g，生姜、青皮、升麻各 15g，黄连 30g，黄芩 60g。用于治疗多食肉，口臭、不欲闻其秽恶气，使左右不得近。

（二）临床应用

1. 古案赏析

东垣治一妇人，年三十，齿痛甚，口吸冷风则暂止，闭口则复作，乃湿热也，足阳明（胃）贯于上齿，手阳明（大肠）贯于下齿，况阳明多血聚，加以膏粱之味，助其湿热，故为此病。用黄连、梧桐泪苦寒，薄荷、荆芥穗辛凉，治湿热为主，升麻苦辛引入阳明为使，牙者骨之余，以羊髓骨灰补之为佐，麝香少许入内为引，用为细末擦之，痛减半。（引自《名医类案·牙》）

按语：嗜好膏粱之味，湿热壅积胃肠，循经贯齿，故齿痛甚，用黄连、梧桐苦寒，以清胃肠之热，薄荷、荆芥辛凉，以升阳化湿，升麻苦辛引入阳明经，以羊髓骨灰补骨之余，麝香为引能止痛，故服药后痛减半。

2. 临证治验

粉刺案

王某，女，23 岁，初诊时间：2015 年 10 月 21 日。

嘴唇周围多发毛囊发炎，色红，平时胃纳一般，胃脘部有胀满不适感，口腔异味重，平时月经量多，舌尖红，苔薄黄，脉细数。

中医诊断：粉刺，脾胃积热。

西医诊断：毛囊炎。

治疗原则：清胃泻脾，凉血解毒。

选方用药：泻黄散加减。

防风 6g、石膏 10g（先煎），焦栀子 6g、藿香 6g、白花蛇舌草 30g、葛根 15g、生地黄 10g、玄参 30g、炒麦芽 20g、麸枳实 6g、麸白芍 15g、紫苏叶 6g、甘草 3g。

按语：唇周属于阳明胃经循行之处，多发毛囊炎，故阳明胃经湿热较重，脾胃相为表里，脾有伏火，胃肠湿热蕴结，两者合而熏蒸阳明经脉，导致经脉局部肌肤气血郁结，热盛肉腐成疖成脓，而发为毛囊炎，湿热郁滞胃肠，气机不畅，故易出现胃脘部胀满不适感，胃火夹湿气上攻，故口腔异味重。治疗用药主要以泻黄散清泻脾胃伏火为主。其中，石膏、山栀泻脾胃积热，防风疏散脾经伏火，藿香叶芳香醒脾，甘草泻火和中，共奏泻脾胃伏火之功，再佐白花蛇舌草清热解毒，生地、玄参清热凉血，葛根升清以透发阳明之热，且能生津，炒麦芽、麸枳实、麸白芍、紫苏叶四味行气，消痞，调节胃肠气机。

第四节　升阳润脾（胃）法

通过升阳以达到润养脾胃目的的方法，称为升阳润脾（胃）法。

（一）代表方

升阳润脾（胃）法的代表方为人参饮子，其药物组成为人参三分、黄芪一钱、五味子五个、白芍药一钱、甘草一钱、当归身三分、麦门冬二分。上件为粗散，分作两服，每服水一盏八分，煎至一盏，去渣，稍热服。用于治疗治脾胃虚弱，气促气弱，精神短少，衄血吐血。

（二）临床应用

1. 古案赏析

秀才杨君爵，年将五十，胸痞少食，吐痰体倦，肌肉消瘦，所服方药皆耗血破气化痰降火，曰：此气郁所伤。阳气未升越，属脾经血虚之症，当用归脾汤，能解郁结，生脾血，用补中益气壮脾气，升发诸经，否则必为中满气膈之患。不信，仍用前药，后果患前症而殁（《续名医类案·郁症》）。

按语：患者年将五十，平素中气亏虚，忧思气郁，加之服用耗血破气化痰降火之药，进一步损伤脾胃，导致胸痞少食，吐痰体倦，肌肉消瘦，为脾经血虚，阳气不升之患，所以当用归脾汤生脾血，用补中益气壮脾气升发诸经。因患者不配合，固执己见，仍用前法，病重而殁。

2. 临证治验

吐酸案

陈某，男，48岁，司机，初诊时间：2007年1月20日。

患者口吐酸水2年余，服用西药效果不显。近3个月以来，吐酸加重，甚则呕吐黏液和胃内容物，嗳气腹胀，口干而渴，钡餐及胃镜检查示：反流性食管炎。舌质红、苔薄燥，脉细。

中医诊断：吐酸，胃阴不足、胃气上逆。

治疗原则：养阴益胃、理气降逆。

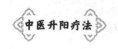

选方用药：沙参麦冬汤合益胃汤加减。

北沙参12g、麦冬15g、半夏6g、黄芩10g、炒谷麦芽（各）12g、煅乌贼骨15g、白及10g、葛根10g、紫苏叶5g、甘草3g。水煎，每日1剂，分2次服。

按语：反流性食管炎为临床常见病，从症状来看虽然复杂，但都表明阴液亏虚的病变基础，从气化角度来看，其病机以阴化不及，胃阴亏虚为本，胃失和降，气机逆乱为标，诊治上首先总揽全局，抓住主证及疾病的本质辨证施治，调和升降气机，从而取得满意的效果。

第五节　升阳利膈法

通过升阳以达到理气利膈目的的方法，称为升阳利膈法。

（一）代表方

升阳利膈法的代表方为木香利膈汤，其药物组成有吴茱萸3.6g、草豆蔻3.6g、益智仁2.4g、橘皮2.4g、白僵蚕2.4g、人参2.4g、黄芪2.4g、升麻2.4g、麦芽4.5g、当归1.8g、炙甘草1.8g、半夏3g、木香0.6g、泽泻2.4g、姜黄2.4g、柴胡2.4g、青皮0.6g。用于治疗寒在膈上，噎塞咽膈不通。

（二）临床应用

1. 古案赏析

呃逆案

一人伤寒七日，热退而呃声不绝，六脉沉细无力，倦甚，以补中益气汤加附子，日进三服而安。（《续名医类案·呃逆》）

按语：伤寒热退，胃气耗伤，胃失和降，气逆动膈而呃声不绝，六脉沉细无力，倦甚均为中气不足之象，以补中益气汤加附子，补气升阳，温中扶阳，故进药病安。

2. 临证治验

呃逆案

潘某某，女，47岁，初诊时间：2015年10月19日。

患者有慢性乙型肝炎（简称乙肝）病史20余年，自诉胃胀近两年加重，食后加剧，常伴有呃逆，嗳气频繁，嗳气后腹部胀满感减轻，大便稀溏，夜间或卧位加重，寐差，面色萎黄无光泽，舌质淡嫩，舌苔白腻，脉弦细。

中医诊断：呃逆，脾虚肝郁。

治疗原则：疏肝益气，升清解郁。

选方用药：柴胡疏肝散合补中益气汤加减。

柴胡6g、葛根10g、麸枳实6g、陈皮6g、醋香附6g、麸白芍15g、川芎6g、党参10g、黄芪15g、厚朴6g、甘草3g、酸枣仁12g、旋覆花6g、紫苏叶6g、黄柏6g。7剂，每日1剂，分2次服。

按语：此为木郁土虚，中焦脾胃气虚，肝木横逆犯胃所致。本病病灶在胃，而脾胃的升降有序又赖肝的疏泄条达，肝气郁结，横逆犯胃，气机痞阻，即可导致胃胀，嗳气频。又因为脾胃气虚为本，气虚无力腐熟运化水谷精微，导致气血不足，面色萎黄无光泽，舌质淡嫩，脉细。气虚日久则滞气生满，加重胃胀，嗳气之症。胃不和则卧不安，夜间寐差，久久不能成眠，心情抑郁，脉见弦象。中焦气虚，脾不升清，湿热蕴结，故舌苔白腻，大便稀溏。治疗上脾以守为补，胃以通为补，肝以散为补，应治以柴胡疏肝散与补中益气汤加减，疏肝解郁，补中和胃。柴胡疏肝解郁，小剂量配伍葛根、川芎等升阳风药又可升阳调中，配伍小剂量黄柏泄脾胃阴火，枳实、陈皮、香附、厚朴、紫苏叶理气和胃，党参、黄芪补中益气，补中焦脾胃之虚，白芍、甘草酸甘化阴滋养胃阴，又可缓急止痛，舒缓胃中不适，旋覆花降逆止嗳气，酸枣仁宁心安神。

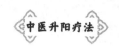

第十六章 升阳调肝法

用升阳的方法升发春生清气，达到调肝目的的方法称为升阳调肝法，临床中多见升阳疏肝法。

【第一节】 升阳疏肝法

通过升阳以达到疏肝理气目的的方法，称为升阳疏肝法。

（一）代表方

升阳疏肝法的代表方为补肝汤，其药物组成为黄芪 2.1g、人参 0.9g、葛根 0.9g、升麻 1.2g，柴胡、羌活、当归、连翘、黄柏、泽泻、苍术、神曲、知母、防风各 0.6g，炙甘草 1.5g、陈皮 0.6g、白茯苓 0.9g、猪苓 1.2g，治前阴如冰冷并阴汗，两脚痿软无力。

（二）临床应用

1. 名家医案赏析

贵妃肝郁案

闰五月二十一日，赵文魁请得端康皇贵妃脉息：左寸关弦而近数，右部沉滑。肝热欠清，气道未畅，以致湿饮不化，头晕肢倦，胸闷作疼。今拟用清上调中化饮之法调理。

甘菊花三钱、薄荷二钱、粉葛三钱、防风二钱、青皮子三钱（研）、姜朴三钱、沉香一钱五分（研）、枳壳三钱、酒胆草三钱、元胡四钱（炙）、生栀四钱（仁研）、酒军二钱。引用西瓜翠衣熬汤煎药。（引自《赵文魁医案选》）

按：肝经郁遏之阳，横窜上逆，患者平素中气亏虚，忧思气郁，导致胸痞少食，以致气道不畅，湿饮不化，清窍不利，而见头晕肢倦，胸闷作疼等症，法当清上平肝，调中化饮。所以用补中益气壮脾气升发诸经。方中菊花、薄荷、粉葛、防风疏风清上而调肝气；青皮子、姜朴、沉香、枳壳、酒胆草、元胡、生栀、酒军，诸药合用，既能疏胆和胃，理气化饮，又能清肝和血，使气血并畅，则肝经郁热得清解。

2. 临证治验

胁痛案

黄某某，男，52岁，职员，已婚。2000年2月12日初诊。

发现乙型肝炎表面抗原阳性史10年，因无不适症状，故未作进一步检查。1个月前因与邻居吵架后出现肝区隐痛，郁郁不乐，遇劳加重，未予诊治。近一周来上述症状加重，自觉胸胁胀闷，嗳气不舒，乏力纳差。遂来诊。神志清，中等体形，舌质红，苔少，脉弦细无力。肝区叩痛（+），未见其他阳性体征。肝功能：谷丙转氨酶 52U/L，谷草转氨酶 128U/L，总胆红素 16umol/L。乙型肝炎病原学检查：HBsAg（+），HBeAg（+），抗 HBc 抗体（+）。

中医诊断：胁痛，肝郁气滞。

西医诊断：乙型病毒性肝炎。

治疗原则：升阳疏肝，益气清热。

选方用药：补肝汤。

黄芪 15g、党参 10g、葛根 10g、升麻 10g、柴胡 10g、羌活 10g、当归 10g、连翘 10g、黄芩 10g、苍术 10g、神曲 10g、知母 10g、防风 10g、炙甘草 5g、陈皮 5g、白茯苓 10g。5 剂。每日 1 剂，水煎服。

5 天后复诊，药后胁痛胸闷好转。照原方加减继续服用 3 个月。复查肝功能示谷丙转氨酶和谷草转氨酶恢复正常。

按语：年过半百，气血渐亏，复因郁怒伤肝，肝郁气郁，郁而化火，故见肝区隐痛胀闷。用补肝汤。方中用黄芪、党参补气益肝；葛根、升麻、柴胡、羌活等升阳疏肝；连翘、黄芩清泻肝火。诸药合用起到了升阳疏肝，益气清热的作用。

第二节 升阳泻肝法

通过升阳以达到清泻肝胆湿热目的的方法，称为升阳泻肝法。

（一）代表方

升阳泻肝法的代表方为李杲之龙胆泻肝汤，其药物组成有柴胡梢、泽泻各3g，车前子、木通各1.5g，生地黄、当归梢、龙胆草各0.9g，上锉如麻豆大，都作一服，水三盏，煎至一盏，去渣，空心稍热服，便以美膳压之。用于治疗阴部时复热痒及臊臭。

（二）临床应用

1. 古案赏析

前阴臊臭案

一富者前阴臊臭，又因连日饮酒，腹中不和，求先师治之。曰：夫前阴者，足厥阴肝之脉，络循阴器，出其挺末。凡臭者，心之所主，散入五方为五臭，入肝为臊，此其一也。当于肝经中泻行间，是治其本，后于心经中泻少冲，乃治其标。如恶针，当用药除之。酒者气味俱阳，能生里之湿热，是风湿热合于下焦为邪。故《经》云：下焦如渎。又云：在下者，引而竭之。酒是湿热之水，亦宜决前阴以去之。

龙胆泻肝汤　治阴部时复热、痒及臊臭。

柴胡梢、泽泻已上各一钱，车前子、木通已上各五分，生地黄、当归梢、草龙胆已上各三分。

上剉如麻豆大，都作一服，水三盏，煎至一盏，去渣，空心稍热服，便以美膳压之。

此药柴胡入肝为引用。泽泻、车前子、木通淡渗之味为利小便，亦除臊气，是名在下者引而竭之。生地黄、草龙胆之苦寒泻酒湿热。更兼车前子之类以撤肝中邪气。肝主血，用当归

以滋肝中血不足也。（引自《兰室秘藏·阴痿阴汗门》）

2. 临证治验

湿热胁痛案

侯某，男，46岁，已婚，工人。2000年11月7日初诊。

2年前饱食后出现右胁疼痛，伴后背痛。此后常因油腻饮食而诱发，未曾诊治。1周前症状加重，不能自行缓解，于今日来诊。症见右胁肋疼痛，伴后背疼痛，恶心，口苦，胸闷，纳呆，尿赤，便干。平素喜食辛辣厚味。神志清楚，面红，墨菲征（+），无反跳痛及腹肌紧张，肝脾未触及，舌红苔黄腻，脉弦。WBC10.8×10^9/L，中性粒细胞百分率78%，淋巴细胞百分率22%，Hb120g/L。B超示：胆囊壁增厚。肝功能正常。

中医诊断：胁痛，肝胆湿热。

西医诊断：胆囊炎。

治疗原则：升阳疏肝，清热利湿。

选方用药：龙胆泻肝汤加减。

柴胡10g、升麻10g、黄芩10g、泽泻10g、车前子10g、木通3g、生地黄10g、当归10g、草龙胆5g、甘草5g、陈皮5g、苏叶10g。7剂。每日1剂，水煎服。

7天后复诊，药后胁痛好转。照原方加减继续服用半个月。半年未见胁痛复发。

按语：平素喜食辛辣厚味，湿热壅结肝胆，肝络失和，胆不疏泄，故见胁肋疼痛，伴后背疼痛，恶心，口苦，胸闷诸证。方中用柴胡、升麻升阳以舒肝胆之用；黄芩、木通、龙胆草清利肝胆湿热；陈皮、苏叶理气疏肝和胃。诸药含用，共奏升阳疏肝、清热利湿之功。

第三节 升阳柔筋法

通过升阳以达到疏肝筋的目的的方法，称为升阳柔筋法。

（一）代表方

升阳柔筋法的代表方为缓筋汤，其药物组成为熟地黄 0.3g，生甘草、柴胡、红花、炙甘草、苏木、独活各 0.6g，藁本、升麻、黄芩、草豆蔻仁、黄柏、生地黄、当归、麻黄各 0.3g，羌活 9g，苍术 1.5g，临床上用于治疗两目如火肿痛，两足及伏兔筋骨痛，膝少力，身重腰痛，夜恶寒，痰嗽，颈项皆急痛等。

（二）临床应用

1. 古案赏析

腿忽痛麻案

丁曾成，年四十外，春季右腿正面忽痛麻。诊之，右三部洪数五、六至，问：“口渴否？”曰：“是也。”升麻葛根汤二贴而愈。（引自《慎柔五书》）

按语：《内经》云：“年四十阴气自半”，患者年过四十，阴气逐渐亏虚，又值春季阳气生发，风气日甚，耗伤津液，遂致经气阻滞，筋脉失养，导致右腿忽痛麻，故用升麻葛根汤，其药物组成为升麻、葛根、芍药、甘草，用升麻升阳通络、葛根升阳而生津润脉，白芍养经柔筋，甘草甘缓，以缓急止痛。

2. 临证治验

（1）面肌颤动案

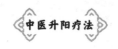

王某，女，41岁，已婚，大学老师，2002年11月4日初诊。

患面部肌肉颤动3个月，服催眠药并配合针灸治疗无明显效果。刻诊：右侧面部肌肉颤动不止，面色少华，夜寐不安，胃纳尚可，两便亦调。苔薄白，脉小细弦。

中医诊断：面肌颤动，血虚。

西医诊断：面神经痉挛。

治疗原则：升阳养血，柔筋息风。

选方用药：缓筋汤加味。

熟地黄10g、生甘草3g、柴胡10g、红花3g、独活10g、藁本10g、升麻10g、黄芩10g、草豆蔻仁、黄柏10g、生地黄10g、当归10g、天麻10g、羌活10g、苍术10g、蝉衣10g、僵蚕10g。7剂。每日1剂，水煎服。

7日后复诊，诉服药7剂后面部肌肉抽搐有明显好转。继服原方，随访半年未发。

按语：心主血，其华在面。心血不足，血虚生风，故见面部肌肉颤动不止；心血亏虚，心神失养，故见夜寐不安。故以生地、熟地、炙甘草等安神滋养心血，夜交藤、钩藤、僵蚕等安神息风止痉，健胃醒脾，使滋补之品滋而不腻，无碍气机。如此用药，切中病机。

（2）肌肉痉挛案

柳某，女，59岁，初诊时间：2015年7月12日。

患者以两下肢肌肉拘急痉挛10天来我院就诊，患者于近2月来出差频繁，觉得全身困倦乏力，于10天前开始出现两下肢肌肉痉挛疼痛，以两侧腓肠肌痉挛为主，伴有四肢麻木，目糊，腿部疼痛，大便稍有秘结，食欲尚佳，头痛，舌红，苔黄厚，脉细数。

中医诊断：痉挛，血虚湿热。

治疗原则：养血柔筋，清热除湿。

选方用药：四物汤合三妙丸加减。

生地10g、当归6g、川芎6g、生白芍30g、葛根20g、防风6g、茯苓10g、甘草6g、黄柏10g、白术12g、牛膝10g、黄芪30g。7剂，每日1剂，水煎分2次服。

按语：患者年近花甲，因精血渐亏，经脉失养，又加上湿热停留，流注于经脉，导致筋脉拘挛，甚或痉挛。治疗以养血柔筋通络为主，可因湿热走窜经络，筋脉拘急所致，可佐以化湿清热。所以用四物汤作为主方，养血柔筋，加入黄芪、党参益气养血，加入防风、葛根以升阳化湿，宣畅气机。

第四节 升阳息风法

通过升阳以达到平肝息风目的的方法，称为升阳息风法。

（一）代表方

升阳息风法的代表方为黄芪天麻汤，其药物组成为黄芪30g，天麻15g、甘蔗汁半升。用于治疗患中风，卒中昏不知人，口眼㖞斜，半身不遂。

（二）临床应用

1. 古案赏析

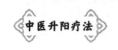

吴能三患中风，卒中昏不知人，口眼㖞斜，半身不遂。痰厥气厥。二陈汤加姜汁炒黄连、天麻、羌活、麦冬、僵蚕、南星、荆芥、独活、姜汁、竹沥。（引自《名医类案·中风》）

按语：痰湿素盛之体，痰厥气逆，蒙蔽清窍，猝中昏不知人，口眼㖞斜，半身不遂。用二陈汤加南星、姜汁、竹沥重在化痰，用姜汁炒黄连、天麻、麦冬、僵蚕息风平肝，荆芥、羌活、独活升清以调达气机。

2. 临证治验

（1）阴虚眩晕案

詹某某，女，70岁，初诊时间：2006年9月23日。

此次因眩晕1周，加重2天入院。患者于一周前无明显诱因下出现眩晕，测血压未见异常，未予治疗，2天前眩晕明显加重，伴有失眠，多梦，梦中如飞，无恶心呕吐，四肢经常麻木。神志清，精神尚可，舌质黯，苔燥略黄，脉细稍数。

中医诊断：眩晕，阴虚夹瘀。

治疗原则：养血疏肝，佐以化瘀。

选方用药：一贯煎加减。

生地黄18g、北沙参10g、麦冬10g、当归10g、枸杞子12g、川楝子5g、丹参20g、茯苓10g、白术10g、丹参20g、葛根15g。7剂，每日1剂，水煎分2次服。

按语：患者肝气郁结，郁而化火，肝阴受损，肾阴亦损，阴虚阳亢，上扰清窍，故而眩晕。阴虚内热，津伤燥扰，故口干喜饮。生地滋阴养血壮水以涵肝为君，配枸杞滋阴养血以补肝阴，天花粉清热生津，茯苓、白术健脾利湿，辅以沙参、麦冬滋补肺胃阴液；当归养血活血以调肝为臣；加川楝子疏肝理气，引诸药直达肝经为佐使药，加葛根以升清调畅气机。

（2）风痰眩晕案

沈某，女，41 岁，已婚，职员，2003 年 1 月 13 日初诊。

半年前因工作紧张、劳累引起头晕，伴头重如蒙，休息后缓解，无头痛、呕吐。曾口服酒石酸美托洛尔等药，疗效不显。10 天前又因劳累出现头晕，伴头重如蒙，视物模糊，恶心，乏力，纳差，眠差。血压：164/92mmHg。神志清，体态偏胖，舌质淡红，苔白腻根黄，脉滑。头颅 CT 未见异常。

中医诊断：眩晕，风痰上扰。

西医诊断：高血压。

治疗原则：升阳化痰，胜湿息风。

选方用药：天麻黄芪汤加味。

天麻 10g、芍药 10g、神曲 10g、羌活 10g、茯苓 10g、党参 10g、黄连 5g、当归 10g、黄芪、甘草、升麻 10g、葛根 10g、黄柏 10g、苍术 10g、泽泻 10g、柴胡 10g、半夏 10g。5 剂。每日 1 剂，水煎服。

5 日后复诊，诉服药一剂后头晕有明显好转。次日开始血压均维持在正常范围，诸症缓解。

按语：患者因工作紧张、劳累，内伤脾胃，脾胃气虚不能运化水湿，聚而成痰，风痰上蒙清窍，清阳不升则成头晕，头重如蒙，视物模糊等症。用天麻黄芪汤加味治疗，起到了升阳化痰，胜湿息风的作用，使清阳得升，风痰得化，故药后诸症得安，效如桴鼓之应。

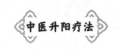

第五节　升阳退黄法

通过升阳方法，达到利胆退黄目的，称为升阳退黄法。

（一）代表方

升阳退黄法的代表方为肾疸汤，其药物组成为羌活、防风、藁本、独活、柴胡各1.5g，升麻15g，白茯苓0.6g，泽泻0.9g，猪苓1.2g，白术1.5g，苍术3g，黄柏0.6g，人参0.9g，葛根1.5g，神曲1.8g，甘草0.9g。用于治疗肾疸，目黄，甚至浑身黄，小便赤涩。

栀子茯苓汤（《东垣试效方》）治黄疳。当小便不利，今反利，发黄脱落鼻下端作疮者、能乳者、喜食土者、面色黑者、大便青褐色，血黑色，间黄色，治法当滋营润燥，除寒热，至津液。由山栀子0.9g，黄柏、炙甘草各0.6g，大芜荑1.5g，黄连0.3g，麻黄、羌活各0.6g，柴胡0.9g，防风0.3g，白术1.5g，茯苓0.9g，当归1.2g等药物组成。上件锉，如麻豆大，都作一服，煎至一盏，去渣，散热服，食前。

（二）临床应用

1. 古案赏析

脾虚黄疸案

戊申六月初，枢判白文举年六十二，素有脾胃虚损病，目疾时作，身面目睛俱黄，小便或黄或白，大便不调，饮食减少，气短上气，怠惰嗜卧，四肢不收。至六月中，目疾复作，医以泻肝散下数行，而前疾增剧。予谓大黄、牵牛虽除湿热，而不能走经络，下咽不入肝经，先入胃中，大黄苦寒重虚其胃，牵牛其味至辛能泻气，重虚肺本，嗽大作，盖标实不去，本虚愈甚，加之适当暑雨之际，素有黄证之人，所以增剧也。此当于脾胃肺之本脏，泻外经中之湿热，制清神益气汤主之而愈。

清神益气汤，茯苓、升麻已上各二分，泽泻、苍术、防风已上各三分，生姜五分，此药能走经，除湿热而不守，故不泻本脏，补肺与脾胃本中气之虚弱。青皮一分，橘皮、生甘草、白芍药、白术已上各二分，人参五分，此药皆能守本而不走经，不走经者不滋经络中邪，守者能补脏之元气。黄柏一分，麦门冬、人参已上各二分，五味子三分，此药去时令浮热湿蒸。上件剉如麻豆大，都用一服，水二盏，煎至一盏，去柤，稍热空心服。火炽之极，金伏之际，而寒水绝体，于此时也，故急救之以生脉散，除其湿热，以恶其太甚。肺欲收，心苦缓，皆酸以收之，心火盛则甘以泻之，故人参之甘，佐以五味子之酸。孙思邈云：夏月常服五味子，以补五脏气是也。麦门冬之微苦寒，能滋水之源于金之位，而清肃肺气，又能除火刑金之嗽，而敛其痰邪，复微加黄柏之苦寒，以为守位滋水之流，以镇坠其浮气，而除两足之痿弱也。（引自《脾胃论·调理脾胃治验》）

2. 临证治验

脾虚阴黄案

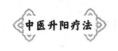

张某某，男，48岁，已婚，农民。2000年11月8日初诊。

1年前出现身黄，目黄，小便黄，间断服用中西药物治疗，病情时轻时重。一周前因劳累上述症状加重，伴有纳呆，食少，胸闷腹胀，神疲乏力，口淡不渴，大便稍溏，尿黄。神清，巩膜黄染，皮肤深黄，色暗如烟熏。舌质淡，苔白腻，脉缓。肝上界右锁骨中线第6肋间，肋下1.5cm可扪及，轻触痛，脾未触及，肝区叩痛（+）。WBC8.6×10^9/L，中性粒细胞百分率70%。淋巴细胞百分率29%。肝功能检查示：血清总胆红素30μmol/L，谷丙转氨酶124U/L。HBsAg（+），HBeAg（+），抗HBc抗体（+）。B超：肝脏增大。

中医诊断：黄疸，阴黄。

西医诊断：慢性乙型病毒性肝炎。

治疗原则：升阳健脾，化湿退黄。

选方用药：清暑益气汤加减。

生黄芪15g、苍术10g、升麻10g、党参10g、白术10g、生麦芽30g、泽泻10g、生甘草5g、黄柏10g、当归10g、麦门冬10g、青皮5g、葛根10g、五味子10g、茵陈30g。7剂。每日1剂，水煎服。

10天后复诊，诉服药后，神疲乏力情况明显好转。继服原方加减2个月血清总胆红素、谷丙转氨酶恢复正常。

按语：湿邪内侵，阻滞脾胃，阳气不宣，胆汁外溢，出现身黄，目黄，小便黄。若脾阳不振，运化失职，可见纳呆，食少，腹胀便溏。用升阳益气，振奋脾阳，化湿助运的清暑益气汤加减，使肝脾和调，胆汁疏泄有度，而不外溢。

第十七章 升阳调肾法

用升阳以升发元气，达到调节肾脏目的的方法称为升阳调肾法，临床中多见升阳温肾、升阳滋肾、升阳凉肾等法。

【第一节】 升阳温肾法

通过升阳以达到温补肾阳目的的方法，称为升阳温肾法。

（一）代表方

升阳温肾法的代表方为丁香疝气丸，其药物组成有当归、茴香各3g，甘草、木香各1.5g，全蝎30个，羌活9g，防己0.9g，麻黄根、延胡索各3g，丁香1.5g，肉桂3g，草乌头1.5g。治脐下撮急疼痛，并脐以下周身皆急痛，小便频清，其五脉急，独肾按之不急，皆虚无力，名曰肾疝。

（二）临床应用

1. 古案赏析

一男子白浊，梦遗兼脚跟作痛，口干作渴，大便闭涩，午后热甚，用补中益气汤加白芍、玄参，并加减八味丸而愈。（《续名医类案·遗精》）

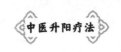

按语：脾肾亏虚，清阳降浊失常，精关不固，则白浊，梦遗，肾阴亏虚，元气不足，热伏中土，则午后热甚，津液不足则口干作渴，大便闭涩。用补中益气汤健脾益气升清，加白芍、玄参以养阴，并加减八味丸补肾气，而助气化，故服药后而愈。

2. 临证治验

张某，男，68岁，干部，2001年6月12日就诊。

患者于8年前因口渴多饮，多尿而检查血液，发现血糖高，并确诊为2型糖尿病。不规则服用降糖药治疗，血糖不稳定，最高时达21mmol/L。近1年排尿困难渐日加重，量少而频，尿后滴沥不尽。伴畏寒肢冷，神疲乏力，面白无华，舌质淡胖，苔薄白，脉细无力。查前列腺正常，肾功能正常。残余尿110ml。

中医诊断：癃闭，肾虚不化。

西医诊断：神经源性膀胱。

治疗原则：升阳益气，温肾化水。

选方用药：补中益气汤合金匮肾气丸。

生甘草5g、葛根10g、升麻10g、怀山药10g、生黄芪30g、当归10g、附子5g、桂枝5g、萸肉10g、茯苓10g、泽泻10g。7剂。每日1剂，水煎服。并嘱其定时排尿。

用药1个半月后症状改善，残余尿小于50ml。

按语：糖尿病神经源性膀胱属中医学“癃闭”“淋证”的范畴。主因消渴日久，耗气伤阴，损伤阳气，使中气下陷或命门火衰，不能蒸腾气化，导致膀胱气化无权，小便排出困难。《素问·灵兰秘典论》曰：“膀胱者，州都之官，津液藏焉，气化则能出矣。”故给补中益气汤合金匮肾气丸，升阳健脾、温肾化水，证对效显，取得显著疗效。

【第二节】 升阳举精法

通过升阳以达到固肾举精目的的方法，称为升阳举精法。

（一）代表方

升阳举精法的代表方为益阴肾气丸，其药物组成为泽泻、茯苓各 7.5g，生地黄、牡丹皮、山茱萸、当归梢、五味子、干山药、柴胡各 15g，熟地黄 60g，右为细末，炼蜜为丸，如梧桐子大，朱砂为衣，每服五十丸，淡盐汤下，空心。用于“壮水之主，以制阳光”。

（二）临床应用

1. 古案赏析

虞恒德治一人，病遗精潮热，卧榻三月矣。虞脉之，左右寸关皆浮虚无力，两尺洪大而软。投补中益气加熟地、知母、黄柏、地骨皮，煎下珍珠粉丸……服药三十余帖，寻愈。（引自《名医类案·遗精》）

按语：李杲指出：“经云，肾肝之病同一治，为俱在下焦，非风药行经则不可。”患者肾虚，气阴不足，精关不固，故病遗精潮热，药用补中益气重在补气升清阳，加熟地、知母、黄柏、地骨皮以补肾养阴而泻火，故服药后病愈。

2. 临证治验

男性不育症

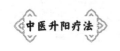

陈某某，男，32岁，律师，初诊2001年8月4日。

患者于婚后5年不育，伴有神疲乏力，腰膝酸软，化验精液常规：精液量1ml，1小时后不能液化。舌质胖大，舌苔薄白，脉沉细。

中医诊断：男性不育症，肾虚精少。

治疗原则：升阳举精，补肾益气。

选方用药：益阴肾气丸。

葛根10g、泽泻10g、茯苓10g、生地黄10g、牡丹皮10g、山茱萸10g、五味子10g、干山药10g、黄芪30g、柴胡10g、熟地黄10g、地龙10g、牛膝10g、炙甘草5g。水煎服，每日1剂。

连服3个月化验精液量2.5ml，活动率80%，精子数90×10^9/L。随访1年已生1子。

按：肾为先天之精气，主宰生殖全过程，肾精亏损，元气不足，常可致精液异常，故治疗本症，要以补气养肾为大法。精子数量少者，以滋肾补阴为主；若精子活动力差，运动力弱者以益气为主，若精液不液化者，则宜益气补肾为主，同时结合化瘀法，精血通畅是生命活动的基本特征。总之，应谨守病机，随证施治，方中干山药、黄芪、甘草、柴胡、升麻、葛根补气健脾而升阳，且具有稳定精子，延续精子运动能力，提高液化时间之功用；山茱萸、干山药、熟地黄、牛膝补肾生精（子），提高精液计数，诸药合用达到补气生精养子之功效。

第三节 升阳凉肾法

通过升阳方法，达到补益肾阴，清泻虚火的目的，称为升阳凉肾法。

（一）代表方

升阳凉肾代表方为法温肾汤，其药物组成为麻黄 1.8g、防风 4.5g、白术 3g、泽泻 6g、猪苓 3g、白茯苓 3g、升麻 3g、柴胡 1.8g、黄柏 3g、苍术 4.5g。主治面色萎黄，脚痿弱无力，阴汗。

（二）临床应用

1. 古案赏析

薛立斋治朱工部劳则遗精，齿牙即痛，用补中益气汤加半夏、茯苓、白芍，并六味地黄丸，更以十全大补加麦冬五味子而愈。（《续名医类案·遗精》）

按语：元气不足，肾阴亏虚精关不固，则遗精，虚火上炎则齿牙疼痛，故用补中益气汤补气升清，而滋化源，用六味地黄丸补肾养阴而清热。

2. 临证治验

消渴案

患者陈某某，女性，51 岁，工人。初诊时间：2006 年 2 月 24 日。

患者因“多尿、尿有泡沫 3 年，加重半个月”入院。患者 3 年前无明显诱因下出现多尿，尿多泡沫，无明显口渴多饮，无多食易饥，无明显消瘦，在外院多次查空腹血糖波动与 6 ~ 8mmol/L 之间，尿白蛋白高于正常，诊断为“2 型糖尿病”。给予“格列美脲片”控制血糖，“盐酸贝那普利片”控制尿蛋白，患者服药规律，血糖控制可，尿蛋白消失。近半个月以来患者自觉多尿加重，每日约10余次，量多，无尿急，尿痛，无发热，偶有头昏乏力。无大小便失禁。自发病以来，患者精神欠佳，胃纳可，大便正常，夜间睡眠欠安。空腹血糖7.1mmol/L。舌体胖质淡红，苔黄腻略厚，脉濡。

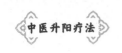

中医诊断：消渴（气阴不足，脾肾亏虚）。

西医诊断：2型糖尿病。

治疗原则：升清健脾、补肾清热。

选方用药：补中益气汤加减。

葛根15g、怀山药30g、生黄芪30g、天花粉15g、地骨皮30g、黄柏10g、知母10g、茯苓10g、炒白术10g、甘草5g。7剂，水煎，每日1剂，分2次服。

按语：患者3年前出现多尿，伴血糖高，属“消渴”范畴，患者形体略胖，饮食不节，损伤脾胃，致脾胃运化失职，湿热内蕴，化燥伤津，发为消渴。患者舌体胖质淡红，苔黄腻略厚，脉濡，为脾虚湿困之象。方中重用黄芪、葛根升举清阳，茯苓、白术、怀山药等健脾化湿生津，黄柏、知母、地骨皮、天花粉补肾清热生津。诸药合用升清健脾而化湿浊，生津泻火而除燥热。

第四节　升阳通淋法

通过升阳方法，达到通淋目的，称为升阳通淋法。

（一）代表方

升阳通淋的代表方为清震汤，其药物组成为升麻 1.5g、甘草 1.5g、柴胡 1.5g、黄柏 3g、苍术 1.5g、藁本 0.6g、防风 0.9g、当归 0.6g、红花 0.3g、猪苓 0.9g、羌活 3g、麻黄根 0.9g、黄芩 1.5g、泽泻 1.2g。用于治疗溺黄臊臭淋沥，两丸如冰，阴汗浸及两股。

（二）临床应用

1. 古案赏析

淋浊案

朱司马六间，年五旬，艰嗣不慎酒色，饮食起居失宜，面目青黑，怒则晕，大便秘塞脱血，小便淋血如割，屡服清火通淋之剂，反增剧，脉沉迟，两尺兼涩，此肾水枯竭，不能滋生肝血，遂致虚火上炎，移热二肠，迫血下行，因而隧道枯涩，妨碍升降，故每欲便疼塞难堪，须用甘温之品，滋益化源，补养肝木，使阴血盛，则津液充，而淋秘自解矣，以补中益气汤去柴胡，倍人参，加牛膝，少加肉桂，及加减八味丸入人参、茯蓉、远志，服月余渐愈。（《续名医类案·淋浊》）

2. 临证治验

（1）劳淋案

邓某某，女，58 岁，已婚，退休。2002 年 4 月 2 日初诊。

6 年前无明显诱因出现尿频，尿痛，尿急，在本单位医务室治疗后，症状消失。以后常因劳累、受凉而发作。5 天前因劳累出现小便不甚赤涩，淋沥不已，腰膝酸软，神疲乏力，大便溏薄，夜寐安，小便调。T37℃，P78 次 /min，R18 次 /min，BP126/

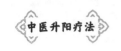

70mmHg。神志清楚，精神疲惫，面白，心肺（-），腹软，无压痛，肾区轻叩痛，双下肢无水肿。舌质淡，苔薄根稍黄，脉虚弱。尿常规：白细胞 3～5 个 /HP，蛋白（+）。肾盂造影：肾盂变形。

中医诊断：淋证，劳淋。

西医诊断：慢性肾盂肾炎。

治疗原则：升阳健脾，清热通淋。

选方用药：补中益气汤加减。

黄芪 30g、生甘草 5g、党参 10g、升麻 10g、柴胡 10g、橘皮 5g、当归 10g、白术 10g、石韦 15g、车前草 15g。7 剂。每日 1 剂，水煎服。

7 天后复诊，诉服药后，尿频，尿痛，尿急有所好转。继服原方加减 3 个月病情得到控制，化验小便未见异常。随访半年未复发。

按语：劳累过度，正气内虚，脾虚气弱，故见淋证日久不愈。治疗上采用补中益气汤加上石韦、车前草等清热通淋的药物，使脾气得运，清气得升，浊气得降，淋证自愈。

（2）湿热浊淋案

刘某，男，36 岁，已婚，职员。2003 年 8 月 21 日初诊。

患者自 2 年前开始，反复出现小便时夹有白浊物、余沥不尽，尿道灼热、茎中涩痛等症状，经抗生素治疗后稍有好转，但前述症状始终未能彻底消除。近半年来尿时夹有白浊物明显增多，还伴有阴茎勃起障碍的现象。诊其尿时夹有白浊物、余沥不尽、尿道灼热、茎中涩痛、睾丸隐痛、左腹股沟区隐痛、腰酸、阳痿不举。肛检：前列腺质地稍硬，轻度压痛。前列腺液镜检：卵磷脂小体 34%，脓细胞 4 ~ 8 个 /HP。舌质淡红、边见瘀点，苔黄略厚微腻，脉弦细数。

中医诊断：淋证，浊淋。

西医诊断：慢性前列腺炎。

治疗原则：升阳通淋，清热化瘀。

选方用药：清震汤加减。

升麻 10g、柴胡 10g、苍术 10g、藁本 10g、防风 10g、当归 10g、红花 3g、猪苓 10g、羌活 5g、黄芩 10g、泽泻 10g、萆薢 20g、石菖蒲 10g、黄柏 10g，瞿麦 10g、生甘草 6g。7 剂，每日 1 剂，水煎服。

7 天后复诊，诉服药后小便开始变清，余沥不尽，尿道灼热、茎中涩痛等症状有所好转。继服原方加减 1 个月病情得到控制，性功能也得到了明显改善。再用原方加减治疗 1 个月，病愈。随访 1 年未复发。

按语：湿热蕴结，败精瘀阻，膀胱气化不利是导致尿时夹有白浊物、余沥不尽、尿道灼热、茎中涩痛的关键。由于湿热与瘀血搏结，致使病势缠绵。方中在运用清利湿热、活血化瘀的基础上，采用了升麻、柴胡、藁本、防风等升阳风药，一则风药升清以降浊，二则通阳以利小便，三则行气以通络。

（3）膏淋案

刘某，男，61 岁，退休。2002 年 7 月 26 日初诊。

患者于 1994 年 9 月开始，小便呈乳白色，时夹有血丝或血块，头昏神疲乏力，腰胀，服用中西药物一年余，病情时轻时重。近1个月以来小便浑浊如膏，稍劳累则更甚，血块增多，有时肉眼血尿，小便呈乳白色。有时夹有白色絮状物。尿常规检查：红细胞满视野，乳糜定性试验阳性。

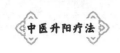

中医诊断：淋证，膏淋。

西医诊断：乳糜尿。

治疗原则：升阳益气，泌别清浊。

选方用药：清震汤。

升麻10g、柴胡10g、苍术10g、藁本10g、防风10g、当归10g、红花3g、猪苓10g、羌活5g、女贞子10g、旱莲草10g、黄芩10g、泽泻10g、萆薢20g、石菖蒲10g、黄柏10g、瞿麦10g，生甘草6g。7剂。每日1剂，水煎服。

服上方7剂，诸症悉减，再服2个月症状尽除，小便化验正常。随访半年，病情稳定。小便完全转清，化验正常。

按语：乳糜尿属中医膏淋、尿浊范畴。中医认为多由饮食肥甘，脾失健运，酿湿生热，蕴结下焦，导致气化不利，不能分清别浊，病延日久，脾虚阳气受损，清阳不升，气不摄精，则精微脂液下流而成。故治拟益气升阳分清别浊。

后记

初冬晨起的窗外透着寒意，空气黏黏的满是湿气。当我合上书稿，思绪一直萦绕在我的脑际，让我感受到犹如六月初夏的温馨。

中医伴随着中华文明的进程而发展，中医文化的基因，深深扎根在中华文化的沃土之中，从四书五经到民间谚语，乃至日常百姓的吃喝玩乐无不体现出中医防病治病的思想哲理与方式方法。有学者在比较中西医治疗作用时指出：西医让你明明白白地死，中医让你糊里糊涂地生。虽然这个观点有一些偏颇，却也揭示出中西医互补的一方面。“中医让你生”是中医在拯救人类自我生命过程中的一种完美表达，也正是中医学及其疗法得以绵延不绝的关键所在。随着科技的发展，中医学与时俱进，对于疾病的认识早已有了新的创见。中医学以其独具特色的个性化诊疗体系，整体诊疗程序和中医临床推理等引领这个时代医学科技进步前行的浪潮。在当今全球瞩目中医的时候，我们更要有这种文化自信和中医原创的自信，傲然屹立于世界民族医学之林，漫步医林，舍我其谁。

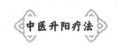

今天是感恩节，我要感谢广大亲朋、好友，以及领导、同事、学生，特别是我的患者朋友，感谢大家对我真挚的关心和坚持不懈的支持，这里所记载的每个病案都表达着大家对医学进步的一种奉献，也给我的人生留下许多难忘的故事。记得这几年暑期我到清迈开展学术交流，有许多患者朋友从曼谷，乃至欧美等国特意赶来求医，他们的求医心路令人感动，对许多人来说，这也许是对美好健康生活的最后一次期盼。

多年来我一直沐浴在大家的深情厚意中，很享受，很幸福，很感恩。我再次感谢大家的热情支持，我觉得你们的这番执着是对人间真情的最美的诠释，更是对我们这个社会的再次最美的表达。让这么多人走在了一起，大家的心联结在一起，汇聚成社会的一股正能量。要说感激的话还有很多，千言万语化成一个愿景：人间最美！

朋友们，再见可以在每时每刻。我会继续前行，不忘医者初心，努力为大家服务。

胡臻

2020年11月于温州